足底筋膜炎

莫頓神經瘤

踮踮踮腳尖！

10秒消除足底痛

埼玉中央足部保養整體院院長
富澤敏夫 著

前言

和足底疼痛問題纏鬥已經長達二十多年。

我在出生長大的埼玉市設立整體院，更設立目標為透過三次的治療以改善求助無門、無計可施的惱人症狀。有不少人為了尋求改善不適症狀而遠從全國各地來到這裡。

我從小學三年級開始踢足球，一直到國中三年級，這六年來足部疼痛問題始終陰魂不散，雖然前往多家醫院尋求治療，卻仍舊無法解決我的疼痛問題。

基於這個痛苦經驗，為了幫助更多人澈底解決惱人的疼痛問題，我立志成為整體師（整體類似於台灣的推拿、整復）。回首已經五十好幾的自己，我再次深刻體認足腰下半身的健康有多麼重要。

因為感受到年輕時所不了解的身體變化（衰退），我更加能夠理解患者的不安與擔憂心情。過去我也曾經認為「為什麼教過的運動都不好好做？」「為什麼這麼簡單的事也無法持之以恆？」但我終於發現，原因在於做不到。

我發現就算我認為很簡單，對某些患者來說，其實一點都不簡單。所以我才想要開發一些大家盡可能都可以持之以恆的鍛鍊方法。

什麼都不做，肌肉會逐漸衰弱。我覺得持續活動身體非常重要，哪怕只有一點點或一下下。

「10秒鐘踮腳尖」是非常簡單的自我保養方法，不擅長運動的人在家也能天天輕鬆做。讓我們從足底開始恢復青春活力吧。

我每天持續進行一些任何人都做得到的簡單運動，其中一項就是「10秒鐘踮腳尖」。在高齡化的日本，足部衰退問題非常嚴重。有愈來愈多人飽受「足底老化」的疼痛之苦。

我期望大家透過鍛鍊足底肌肉，消除足部疼痛，一輩子都不需要仰賴枴杖，靠自己的雙腿繼續走下去。我帶著殷切的期盼，用心完成了這本書。

埼玉中央足部保養整體院院長　冨澤敏夫

深受足底疼痛之苦的人日益增加

每次走路時，足底總是劇烈疼痛。
足跟一陣一陣抽痛又發麻。
腳趾根部刺痛。
足部疼痛和足部疾患多半因為足底肌肉衰退，導致足底承受不了沉重負荷和過度使用而發病。
我們可以根據部位和症狀來找出疑似疾病。

感覺足底哪個部位疼痛？

左圖為足底較具代表性的疾病，同時也標示出容易產生疼痛的部位。疼痛強度和部位、鈍痛或刺痛等疼痛方式都因人而異，因此左圖資料僅供大家參考。除此之外，有些個案則是會感到腫脹或發麻。

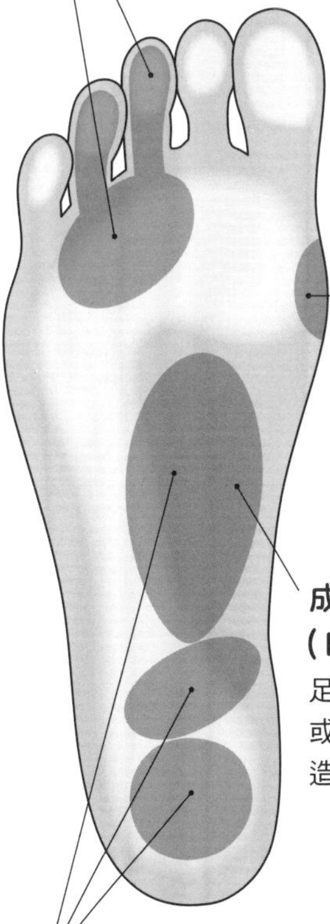

莫頓神經瘤（P72）
腳趾疼痛，以第3趾、第4趾的腳趾根部為主。
拇趾外翻（P75）
疼痛情況因人而異。有些人甚至有腫脹現象。
成人期扁平足（P74）
足踝下方疼痛，或者足弓腫脹而造成疼痛。
足底筋膜炎（P68）
腳著地時劇痛。可能是骨頭上長骨刺，也可能是負責吸收震動的足跟脂肪墊發炎。

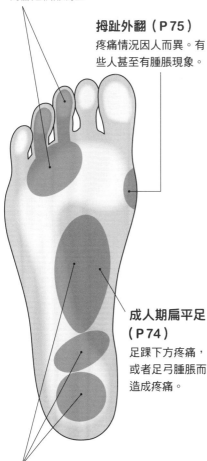

人體的老化從足底開始

大家知道嗎？兩隻腳的「足底」加起來，總共才占人體整個體表面積的2%，而我們人類甚至還是直立雙足行走動物。如同大家難以想像「2隻腳的桌子」，狹小的足底要維持全身平衡，實為一件相當困難的作業。

站立、坐下、走路、跑步、工作、運動。

用於活動身體的骨骼、關節、肌肉等統稱為「運動系統」，在運動系統中，負荷最大的是承受全身重量的足底。除此之外，走路時足底所承受的重量甚至高達體重的3倍以上。一旦足底的肌肉（足底肌群）開始老化，難免容易出現受傷、疼痛等現象。若不及早處理，恐怕會誘發足底筋膜炎、莫頓神經瘤、扁平足等各種足底疾患。

導致足底疼痛的「足底肌力退化」主要有六個原因。

缺乏運動

人類身體有個鐵則，長期不使用的部位，功能會日漸退化（廢用症候群）；常使用的部位，功能則逐漸增強。以五十多歲的女性為例，住院等長達一週不活動身體的話，需要約莫三週時間才能讓衰退的肌肉完全恢復原狀。

運動習慣的指標之一是走路。雖然對強化足底來說，這是一種非常簡單的方法，但在這個四通八達的現代社會裡，目標「一天一萬步」其實不容易達成。根據厚生勞働省的調查，目前女性平均一天走七千兩百步。不經常走路恐造成步伐變小，走路速度變慢。例如走斑馬線穿越馬路時，小綠人的設計通常以一般人的平均速率為基準，也就是大約每秒一公尺，所以走輸小綠人的話，表示你的足底肌力亮紅燈了！

不良姿勢和不良走路方式造成負擔

姿勢不良會使重心轉移而導致身體重量偏向足底的某一部分。駝背、腰椎後凸等姿勢使體重落在足跟，導致走起路來像隻企鵝，格外引人注目。這不僅容易傷害足跟，也容易因為腳趾、趾尖的翹起與前蹋不足而造成足底肌群的肌力失衡。

另一方面，足底動作與足踝、膝蓋、腰部、脊椎息息相關，甚至會影響全身動作。由於膝痛和腰痛是家常便飯，大家往往為了減輕疼痛而採取一些較不合理的代償性姿勢和走路方式。

肥胖

體重增加使大家愈來愈懶得動。當吃進肚子裡的熱量無法消耗時，身形容易逐漸變得福態。體重的龐大負荷和缺乏運動只會造成足底肌力一路狂洩。另外，肌肉質量降低，脂肪組織取代肌肉組織的肥胖（肌少性肥胖）

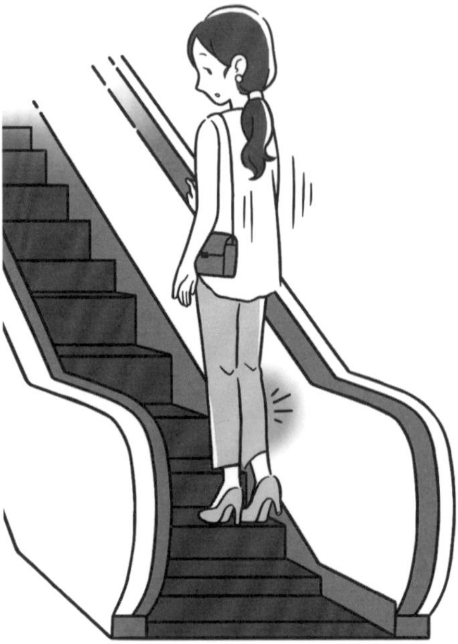

也不容小覷。同時也要注意代謝症候群之一的小腹圓滾滾「內臟脂肪型肥胖」。據說增加的脂肪細胞會分泌使體內疼痛或炎症加劇的「壞物質」，因此加速足底疾患的惡化。

增齡

無論幾歲，只要勤加鍛鍊都有機會增加肌肉量。但因為肌肉不具「蓄積」功用，一旦失去活動身體的習慣，便會逐漸萎縮。根據研究報告顯示，六十歲的下肢肌肉量比二十歲時減少20%左右，八十歲時減少30%左右。所以，每天不斷累積是非常重要的一件事。

關節和肌腱僵硬等先天體質障礙

關節是讓骨骼與骨骼之間可以活動的鉸鏈。肌腱是連接骨骼與肌肉之間的組織，而連接骨骼與骨骼之間的組織則是韌帶。這些組織的形狀、可動範圍、柔軟度因人而異，因此有些人的足底和足踝動作難免會受到限制。然而不逞強且適度進行鍛鍊，對補充肌肉量來說事在必行。

因運動或工作而過度使用

跑步等運動，或者持續站著工作，都容易因為過度使用足底某特定部位的肌肉、關節或韌帶，進而引起足底各種問題。像是足底筋膜炎就是極為典型的足底問題。這時候需要重新調整運動節奏、適度休息，並且善加利用能夠保護足底的鞋墊。

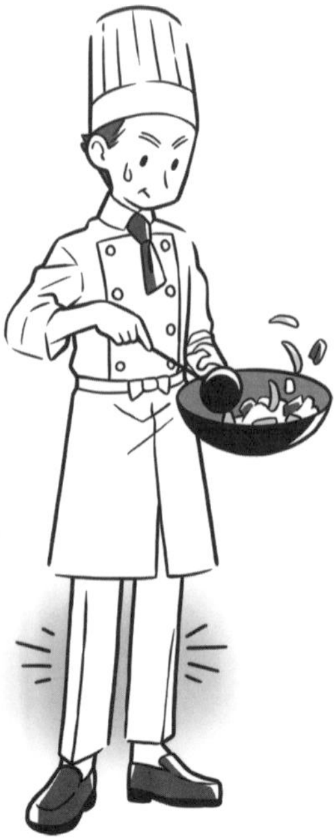

足底肌力衰退的徵兆

足底肌力隨年紀增長而逐漸衰退。發現有以下徵兆時，務必及早採取對策。有三項徵兆時，請特別謹慎留意！

發現以下症狀時，請格外留心

- ☐ 無法單腿站好站穩
（身體搖晃等缺乏穩定性時，代表肌力衰退。）
- ☐ 覺得上下樓梯很辛苦，必須扶著欄杆。
- ☐ 走路速度變慢
- ☐ 走久容易疲累
- ☐ 步伐變小
- ☐ 經常被路上的高低落差絆倒
- ☐ 從椅子或座墊上站起身時，會發出「嘿咻」的出力聲音
- ☐ 膝蓋以下的部位容易浮腫
- ☐ 膝蓋以下的部位容易冰冷
- ☐ 雙腳間的距離愈來愈大

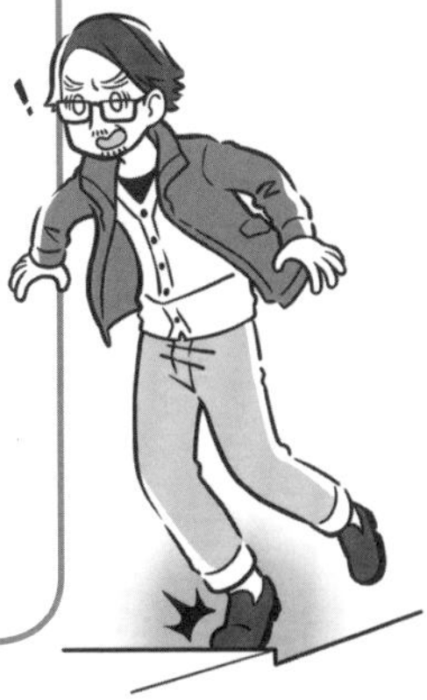

目錄

「10秒鐘踮腳尖」的Q&A

認識容易誘發足底疼痛的疾病

更多「10秒鐘踮腳尖」的功效

緩和足底疼痛的輔助用具

Column

設計：林 陽子（sparrow design）
攝影：タカギアキヒト
圖解／插圖：原田鎮郎、千坂まこ（株式会社ウエイド）
模特：上田 愛（ディアマント プロモーション）
校對：麦秋アートセンター
編輯：大田由紀江、包山奈保美（KADOKAWA）

先一起
試試看吧

一起練習「10秒鐘踮腳尖」

透過圖片以簡單易懂的方式介紹如何解決足底疼痛的「10秒鐘踮腳尖」操作方法。調整踝關節、暖身操、踮腳尖變化版、正確站立姿勢和走路方法等等，希望對大家有幫助。

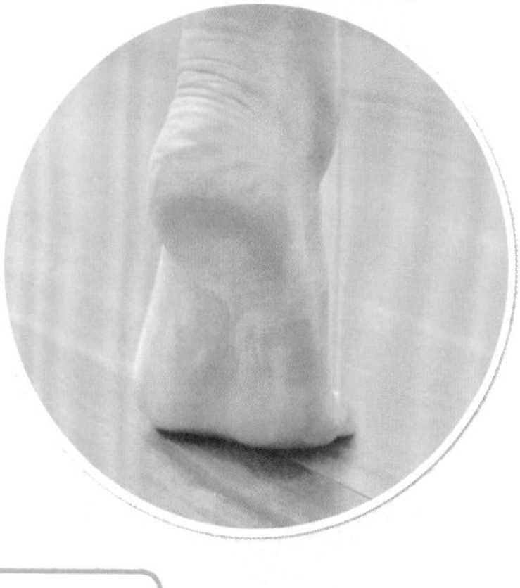

←用智慧型手機掃描QR碼
即可觀看「10秒鐘踮腳尖」
教學影片。

（※外部連結內容有變動或移除的可能。）
（※影片語言為日文，無中文字幕。）

從輕鬆不勉強開始著手

在這個章節中，我們將依序介紹以下各項目。

①足底和小腿按摩　②放鬆腳趾、足弓、足背、足跟　③適合初學者的暖身操、踮腳尖　④完全掌握「10秒鐘踮腳尖」　⑤踮腳尖變化版　⑥學習正確站立姿勢和走路方式　⑦放鬆全身僵硬，血液順暢流動至足底　⑧改善並預防足底筋膜炎再次復發的腳趾體操。

最主要的運動菜單是第④項，但建議大家②③④項搭配一起操作，更有助於消除足底疼痛的形成原因。心有餘力的人可以繼續操作第⑤項。建議將第⑥項活用於日常生活中。養成就寢前操作第⑦項的習慣。消除疲勞和僵硬，促進足底血液循環順暢，疼痛問題自然緩解。另外，平衡感不佳的人，操作時請務必扶著牆壁或桌子。

足底和小腿按摩

改善足底的血液循環

手掌貼於足底，輕輕按壓且前後滑動。左右腳各持續1分鐘左右直到足底變溫暖。排出造成疼痛的老廢物質。

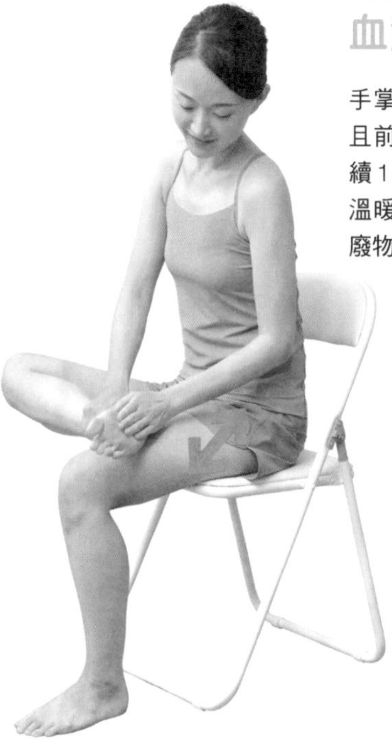

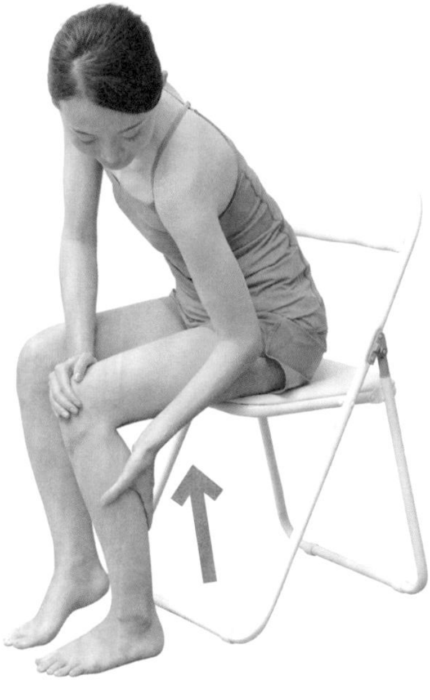

放鬆小腿肌肉

手掌貼於小腿，由下往上滑動。肌肉放鬆的同時促使蓄積於足底的血液再次順暢流動。左右腳各持續30秒。

放鬆腳趾、足弓、足背、足跟

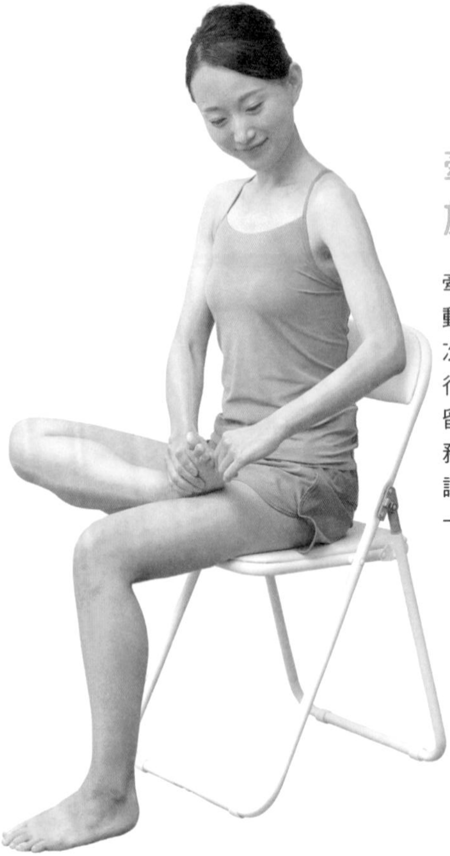

牽引、旋轉腳趾

牽引、旋轉、彎曲三種動作各10次，共計30次，每隻腳趾依序進行。由於平時不會刻意留意腳趾，請在這時候務必確認他們的存在。讓血液流動至足部的每一個角落。

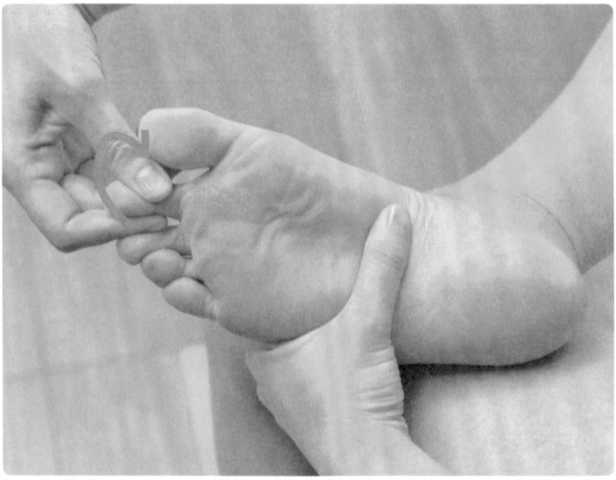

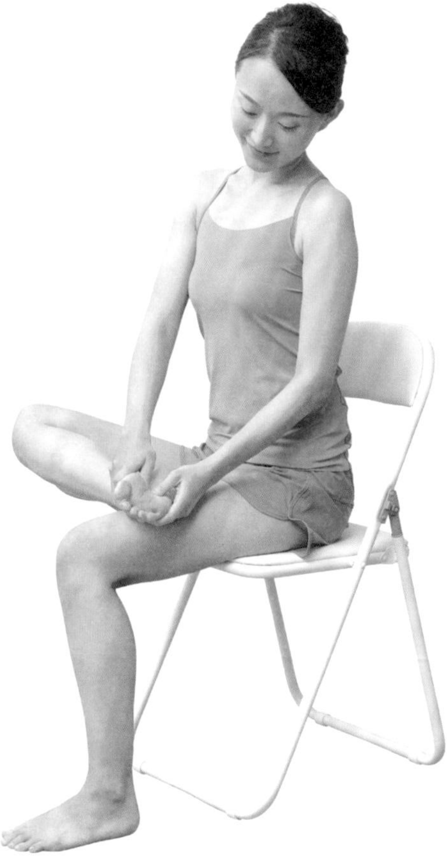

放鬆足弓肌肉

沿著肌肉按壓足跟往大拇趾方向的「內側縱弓（P84）」30次。接著刺激整個足弓部位。隨著肌肉放鬆，將有助於形成比踮腳尖時弧度更大的足弓。

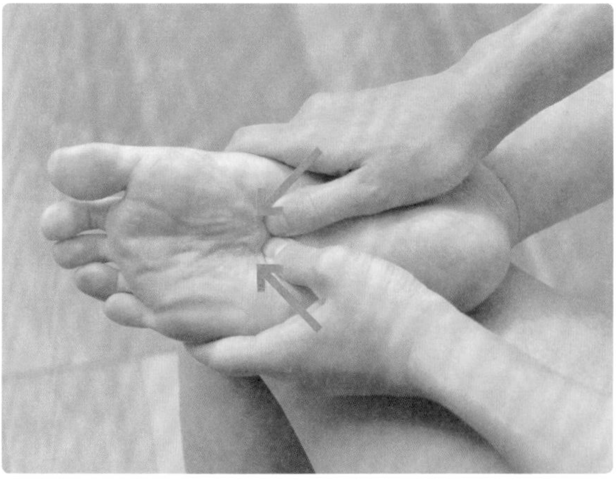

像擰毛巾般扭轉足背的關節

足背於踮腳尖時向前方突出。一隻手握住足踝，另外一隻手抓握足背，像是擰毛巾般扭轉30次。由於這些都是平時不常使用的關節，所以放鬆效果更加明顯。

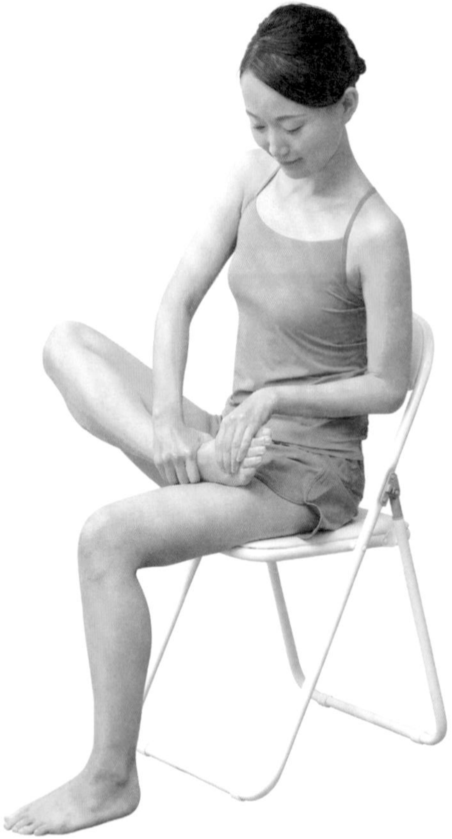

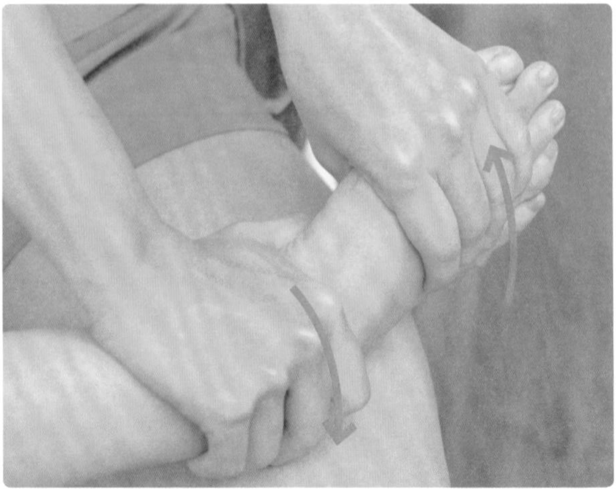

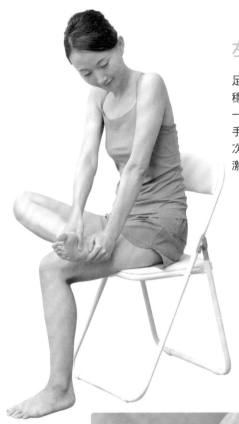

左右活動足跟

足跟關節僵硬易導致足踝不穩定，進而增加足底負擔。一隻手支撐足背，另外一隻手左右活動足跟，共30次。這個動作同時能幫助刺激拉提足弓的小腿肌肉。

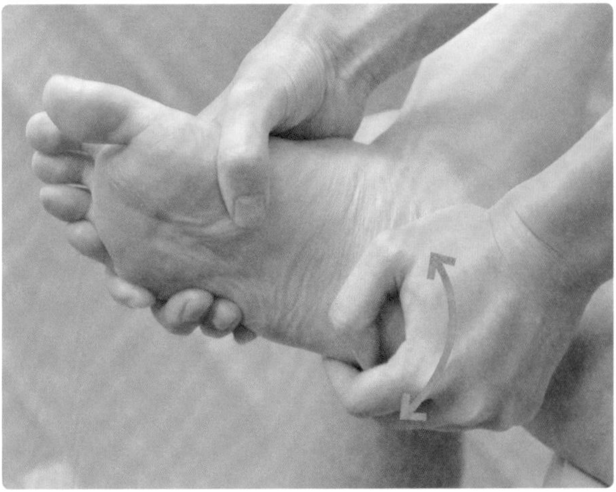

正確操作10秒鐘踮腳尖的注意事項

適合初學者的暖身操——踮腳尖

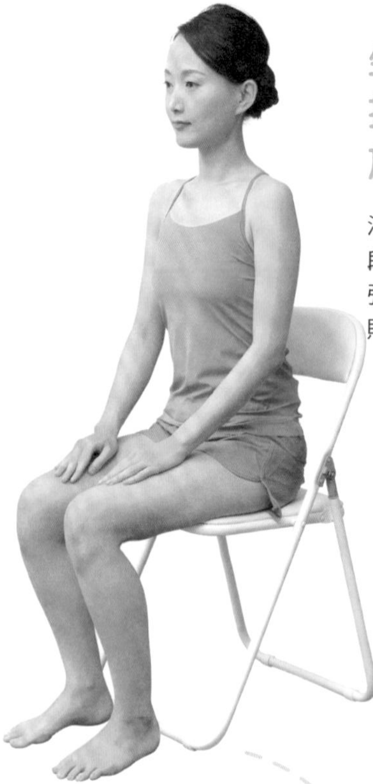

坐在椅子上，提起／放下足跟

淺坐於椅子的前半段，挺直背脊。雙足張開與肩同寬，並且貼於地面。

往上提起並放下足跟，共30次。目的是確認足跟的正確位置，並且讓雙腳確實熟記。操作的同時也要將注意力擺在大拇趾、足弓、足背、小腿上。

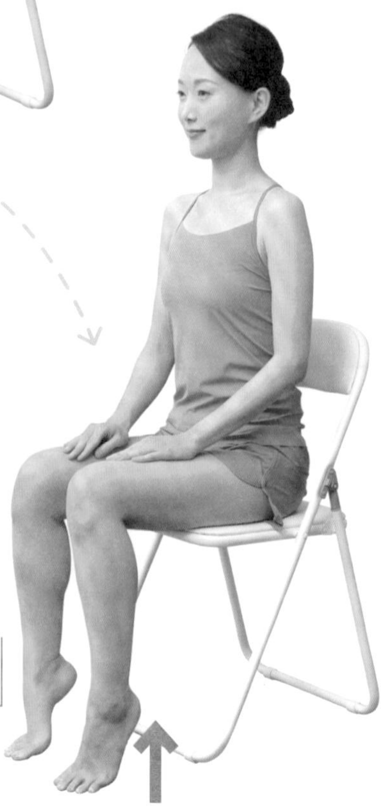

筆直地往上提起並放下足跟。

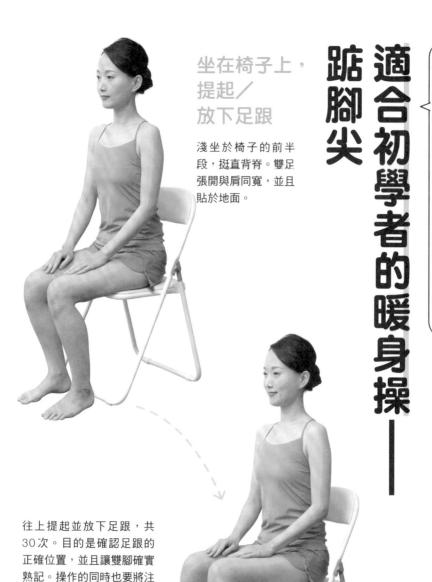

提起放下足跟

接著，

確實操作10次

輕輕地10次

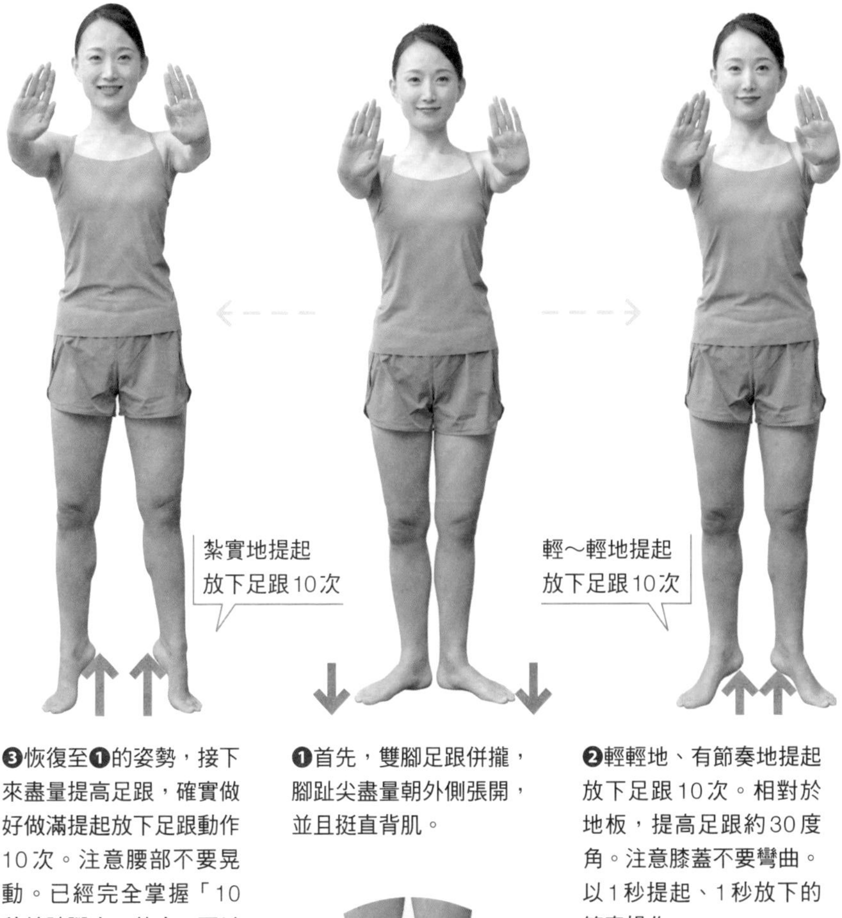
紮實地提起
放下足跟10次
輕～輕地提起
放下足跟10次

❸恢復至❶的姿勢，接下來盡量提高足跟，確實做好做滿提起放下足跟動作10次。注意腰部不要晃動。已經完全掌握「10秒鐘踮腳尖」的人，可以省略這3個步驟。

❶首先，雙腳足跟併攏，腳趾尖盡量朝外側張開，並且挺直背肌。

❷輕輕地、有節奏地提起放下足跟10次。相對於地板，提高足跟約30度角。注意膝蓋不要彎曲。以1秒提起、1秒放下的節奏操作。

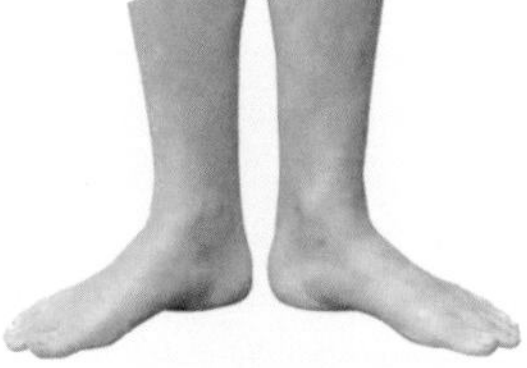

起始足部姿勢

完全掌握「10秒鐘踮腳尖」

為了讓大家正確操作踮腳尖動作，接下來為大家示範操作時的注意事項。先花10秒鐘左右按照指示調整姿勢，然後再提起足跟並維持10秒。

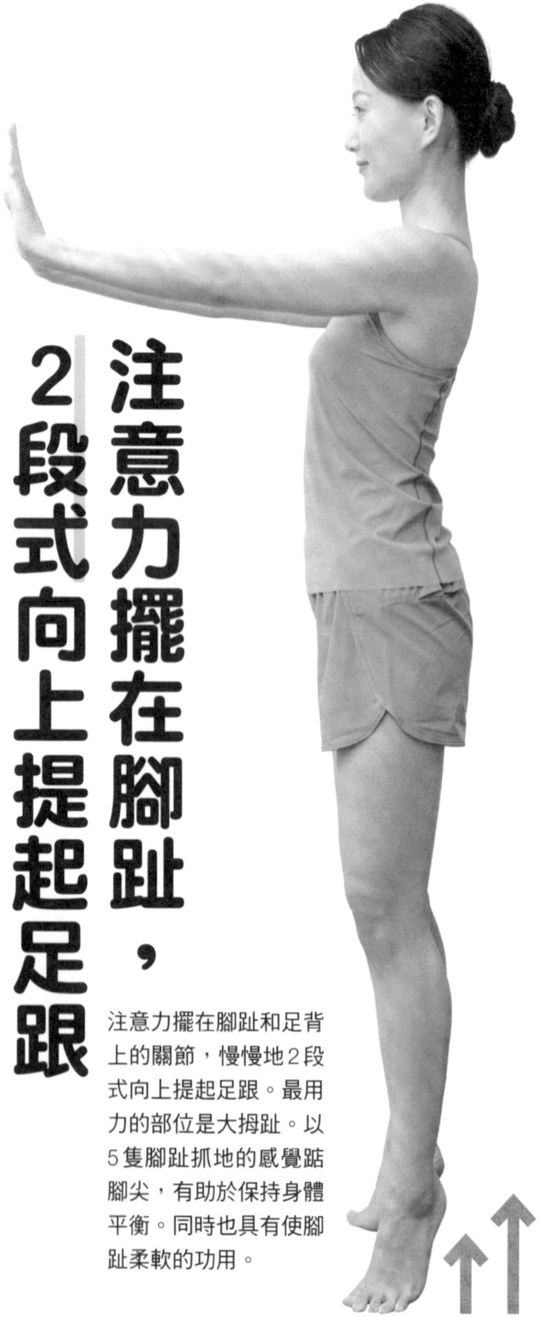

注意力擺在腳趾，2段式向上提起足跟

注意力擺在腳趾和足背上的關節，慢慢地2段式向上提起足跟。最用力的部位是大拇趾。以5隻腳趾抓地的感覺踮腳尖，有助於保持身體平衡。同時也具有使腳趾柔軟的功用。

第1階段，
輕輕向上提起

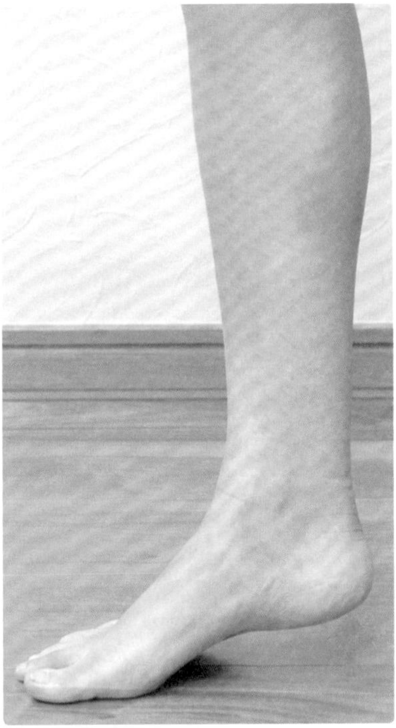

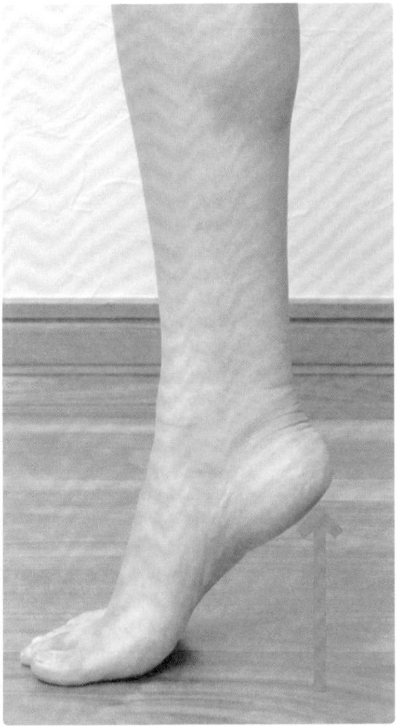

第2階段，
確實用力向上提高

足底足弓部位用力。確認足跟位置

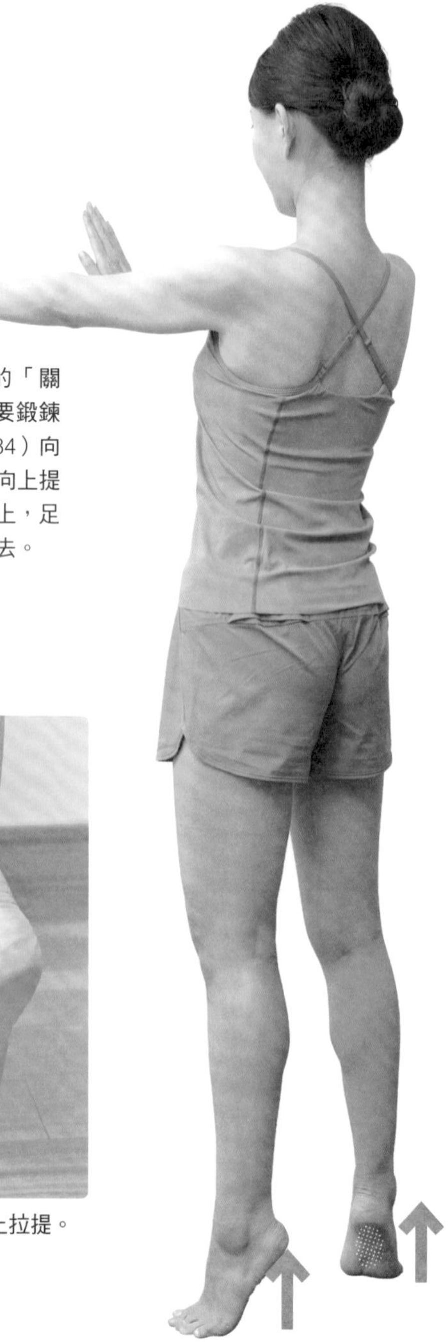

「10秒鐘踮腳尖」的「關鍵」。以由下將最想要鍛鍊的足底足弓部位（P84）向上推的感覺，將足跟向上提起。確認足跟垂直向上，足背部位確實向前推出去。

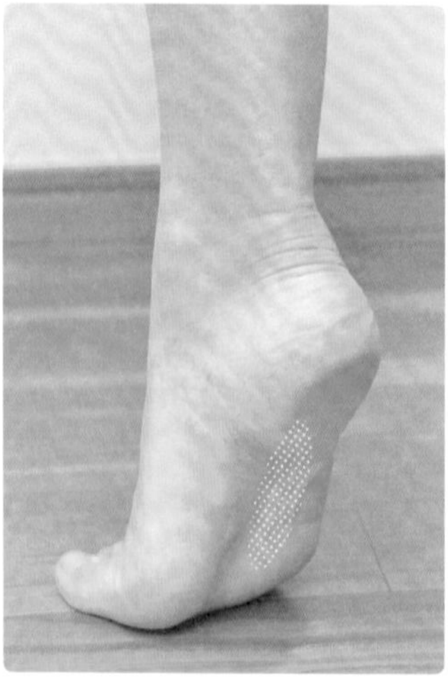

沿著足底足弓將體重向上拉提。

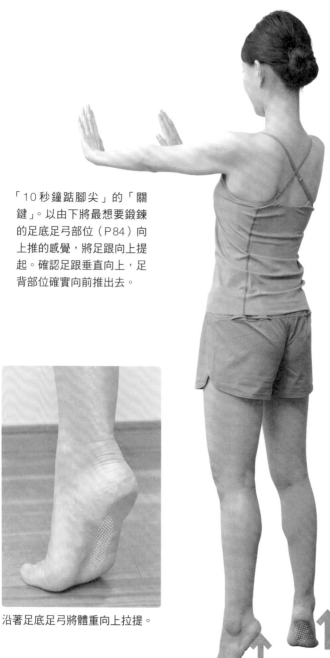

從足踝向小腿施力以提起足跟

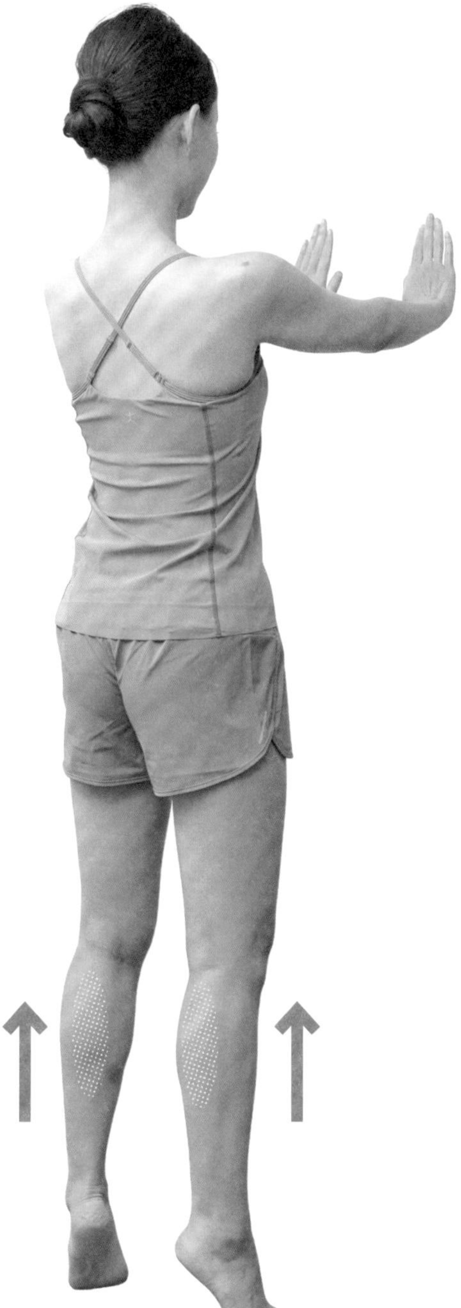

小腿肌肉作用於足踝動作，再將力量傳送至膝蓋上方的肌肉。有踝關節不穩定症（P90）的人務必多加強化小腿。操作時確實伸直膝蓋。

用力收緊臀部肌肉

用力收緊臀部和肛門，將身體重量從下半身轉移至上半身。以此鍛鍊大腿後側的肌肉和內側的內收肌。這對提臀和預防O型腿也很有效。

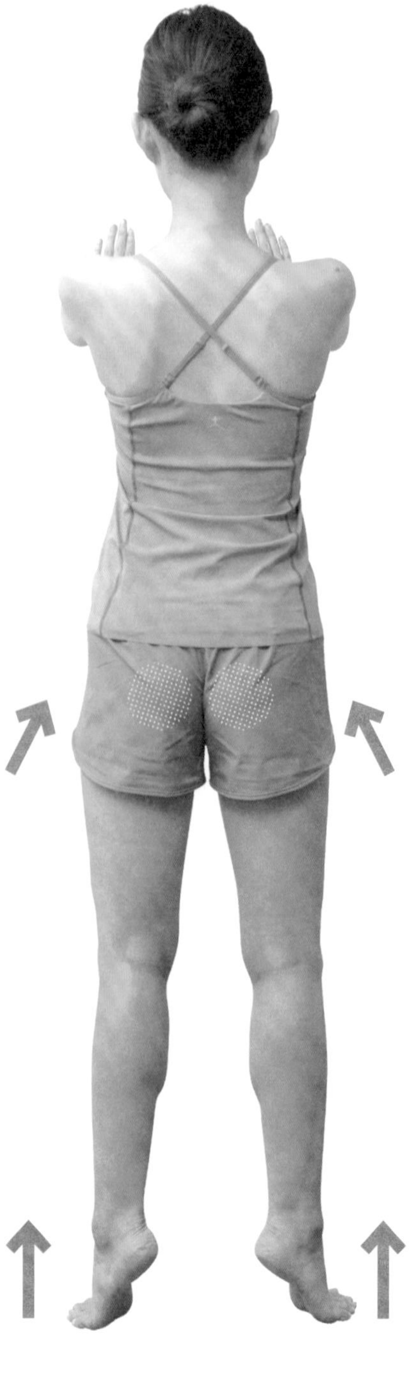

將注意力擺在腹部（丹田），保持軀幹穩定

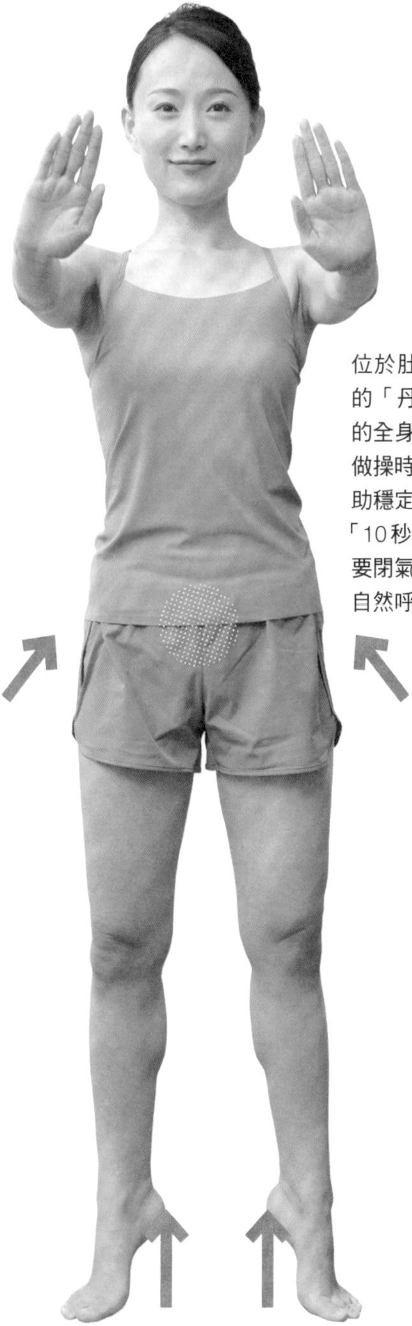

位於肚臍下方7～8㎝處的「丹田」，是中醫所說的全身「氣」聚集之處。做操時意識這個部位，有助穩定軀幹和呼吸。進行「10秒鐘踮腳尖」時不需要閉氣，繼續維持正常的自然呼吸。

完成型。以懸掛於天花板的姿勢維持10秒鐘！

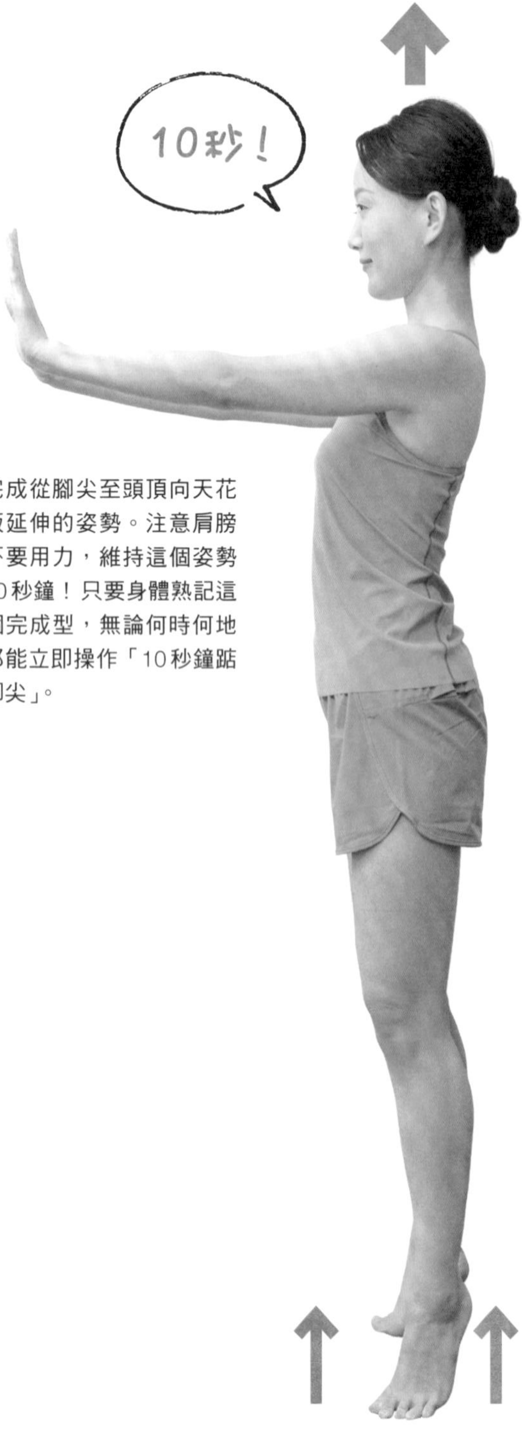

完成從腳尖至頭頂向天花板延伸的姿勢。注意肩膀不要用力，維持這個姿勢10秒鐘！只要身體熟記這個完成型，無論何時何地都能立即操作「10秒鐘踮腳尖」。

進階者不要扶著牆壁，自行維持身體平衡踮腳尖10秒鐘！

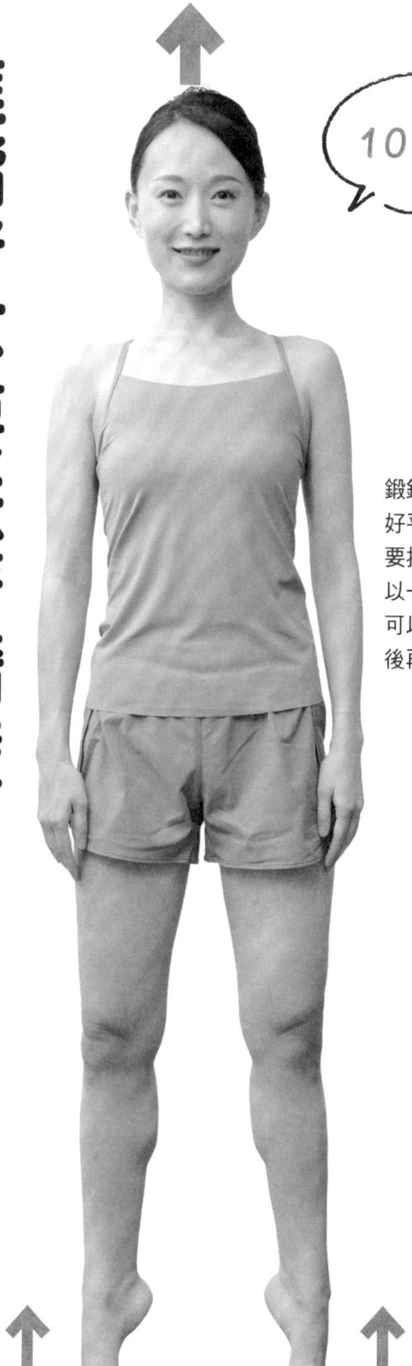

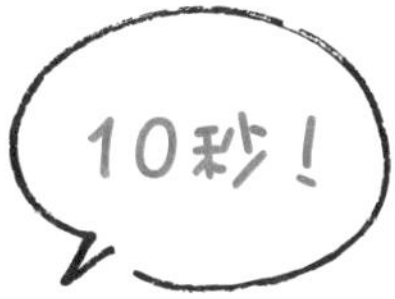

鍛鍊足底肌肉，培養良好平衡感之後，試著不要扶著牆壁或桌子。可以一開始放開雙手，也可以調整好完成型姿勢後再放手。

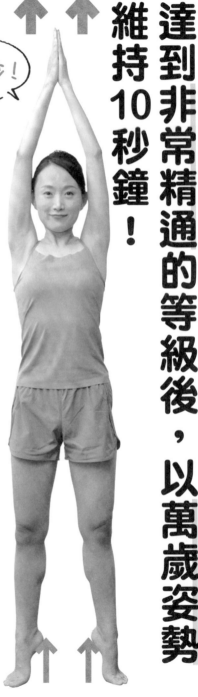

達到非常精通的等級後，以萬歲姿勢維持10秒鐘！

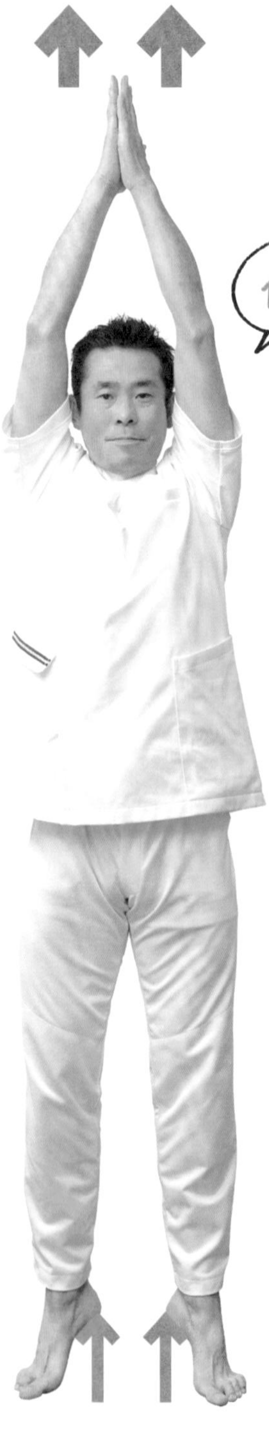

以雙手手掌貼合並向上高舉的姿勢進行「10秒鐘踮腳尖」。由於無法透過手臂維持平衡，足底足弓能否發揮功能將是一大關鍵。請參考作者冨澤敏夫與模特兒的共同示範。

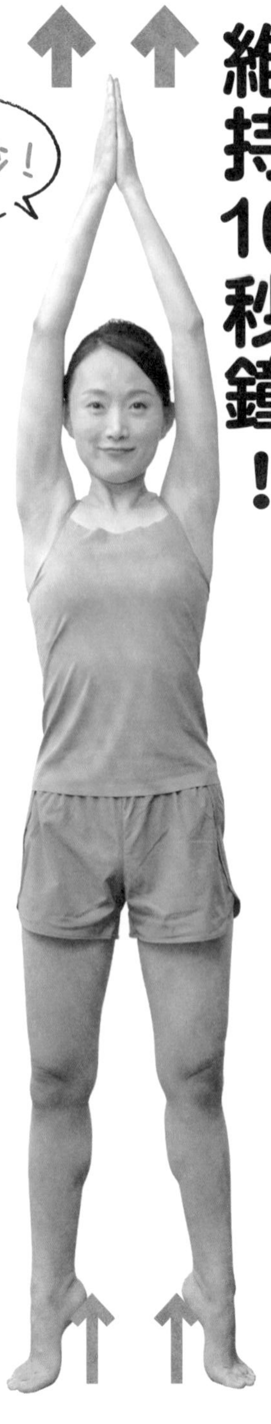

推薦給
想進一步
鍛鍊的人

踮腳尖變化版

雙腳張開與肩同寬，提起／放下足跟

鍛鍊的肌肉部位和效果依雙腳位置與腳趾尖方向而有些許不同。在雙腳張開與肩同寬的情況下操作，對小腿和足底肌群的效果比較好。剛開始先設定為10次。能夠做到30次就OK了。

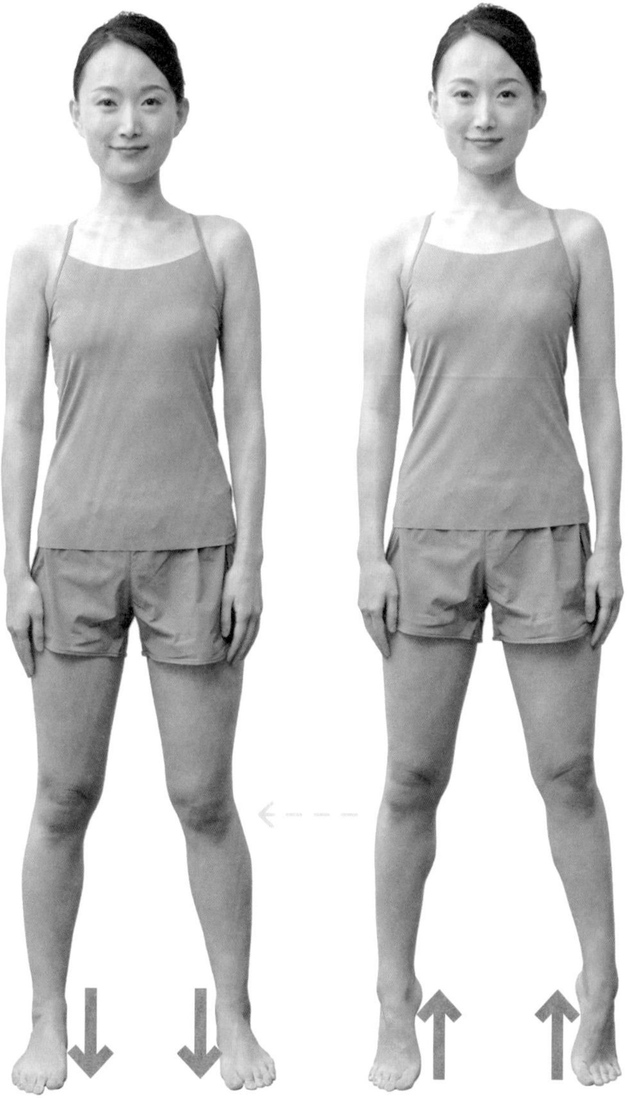

以內八姿勢進行提起／放下足跟

雙腳張開與肩同寬，腳趾尖稍微朝向內側。鍛鍊效果主要作用在比目魚肌和脛後肌。推薦給患有成人期扁平足（P74）的人。這個動作的難度比較高，建議大家扶著牆壁操作。從10次開始挑戰，以30次為目標。

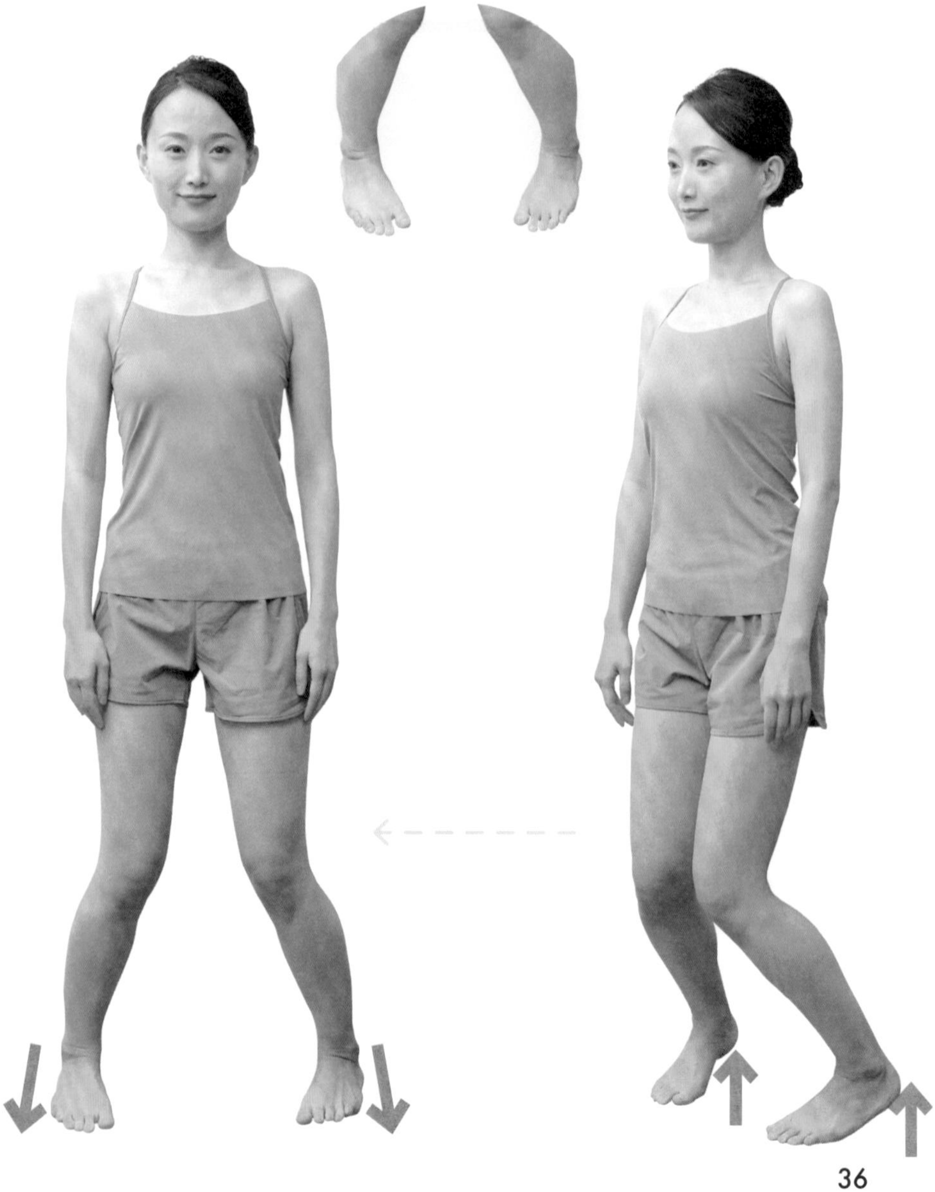

單腳進行提起／放下足跟

這是用於調整左右腳足部力量／腿部力量的運動。一般而言，大家都是慣用腳比較有力，而不少人因為受傷的關係，導致雙腳肌力不平衡。左右腳都嘗試這個動作，然後將重點擺在感覺比較吃力的那隻腳，進行10～30次的踮腳尖。足跟無須抬得太高。

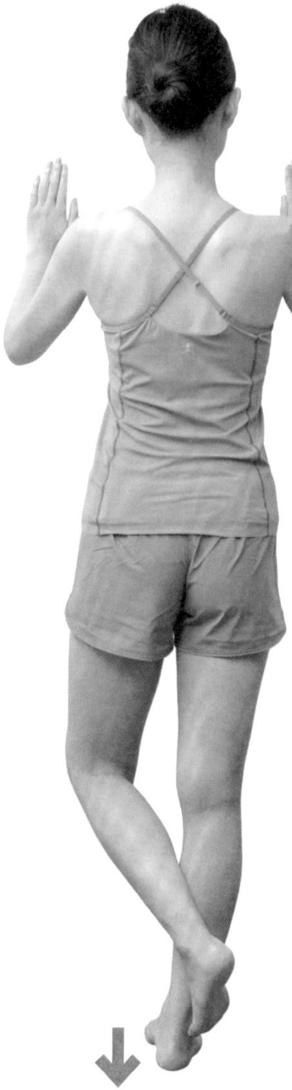

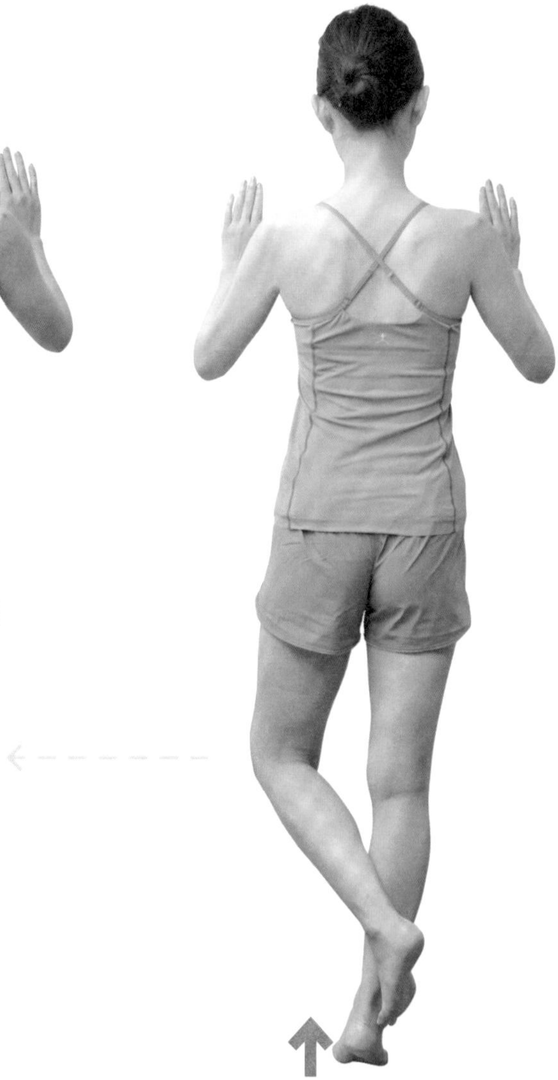

維持不會誘發足底疼痛的姿勢

學習正確站立姿勢與走路方式

正確學會「10秒鐘踮腳尖」，端正姿勢以減輕足底負擔。

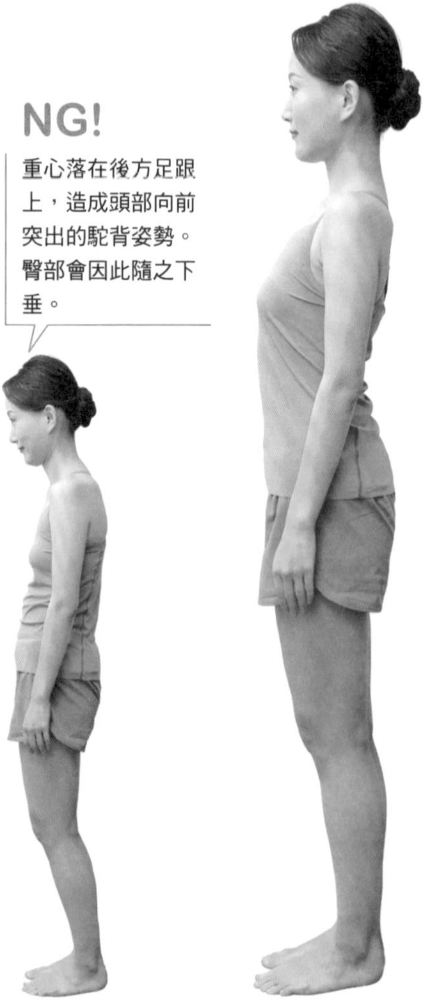

NG!

重心落在後方足跟上，造成頭部向前突出的駝背姿勢。臀部會因此隨之下垂。

正確站立姿勢（側面圖）

雙腳併攏，足跟與腳趾呈一直線。重心落在靠近腳趾的部位，而不是足跟。想像天花板有條線將頭往上拉，確實挺直背肌。但特別注意過度挺胸的「立正」姿勢反而容易破壞脊椎的自然S形弧度。

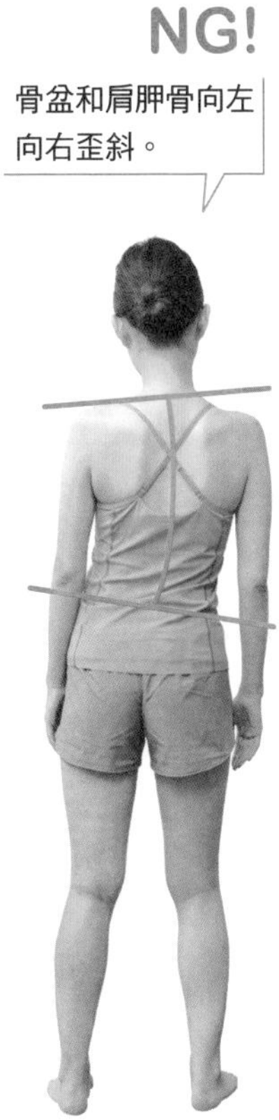

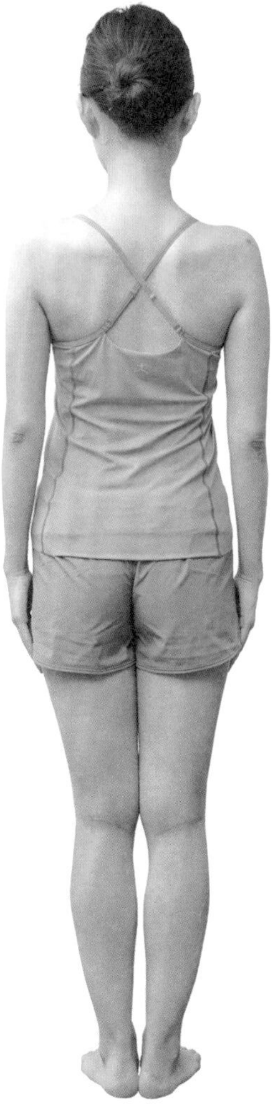

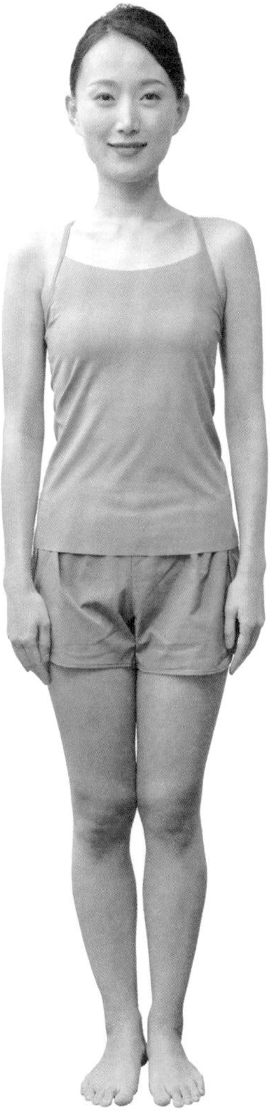

正確站立姿勢（背面圖）

確認足跟或足踝是否向左或向右傾斜。並且檢查骨盆是否歪斜。

正確站立姿勢（正面圖）

左右側肩膀高度一致。雙手自然下垂，膝蓋打直不彎曲。

正確走路方式

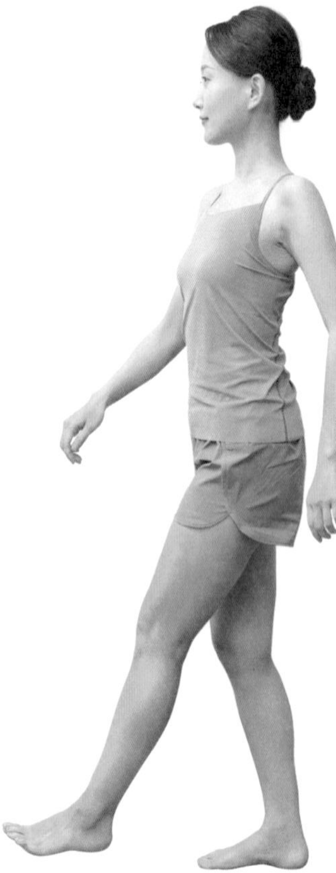

❷足底筋膜恢復原狀的力量好比彈簧作用，提供足部向前邁步的推進力。

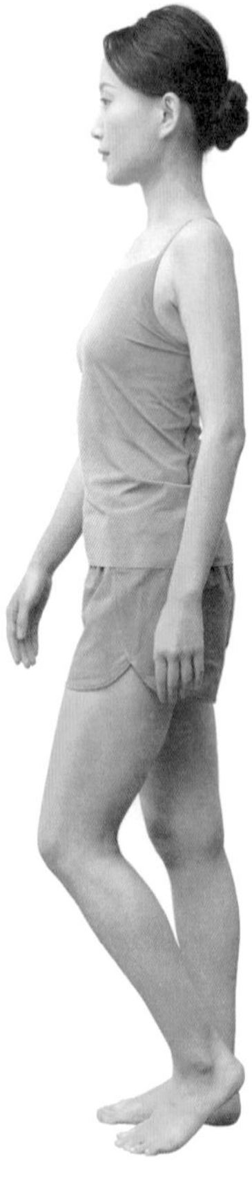

❶走路姿勢正確，視線應該朝向正前方。左膝向上抬起時，體重落於腳趾，隨著趾尖彎曲，連帶拉起足底筋膜（P68）。

NG!

體重落於足跟上走路，容易變成企鵝走路姿勢，或者腰部向後拉的駝背姿勢。

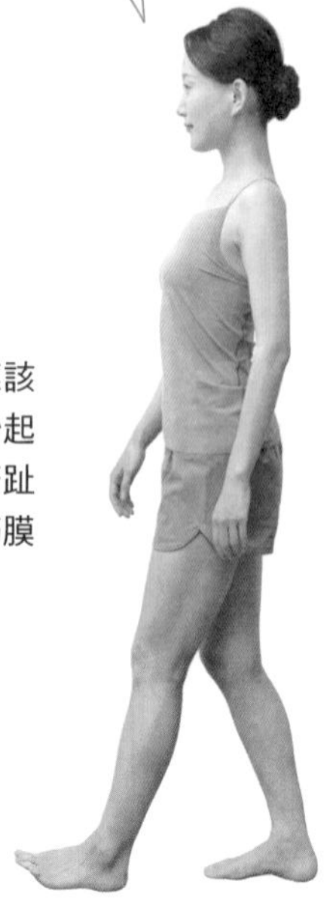

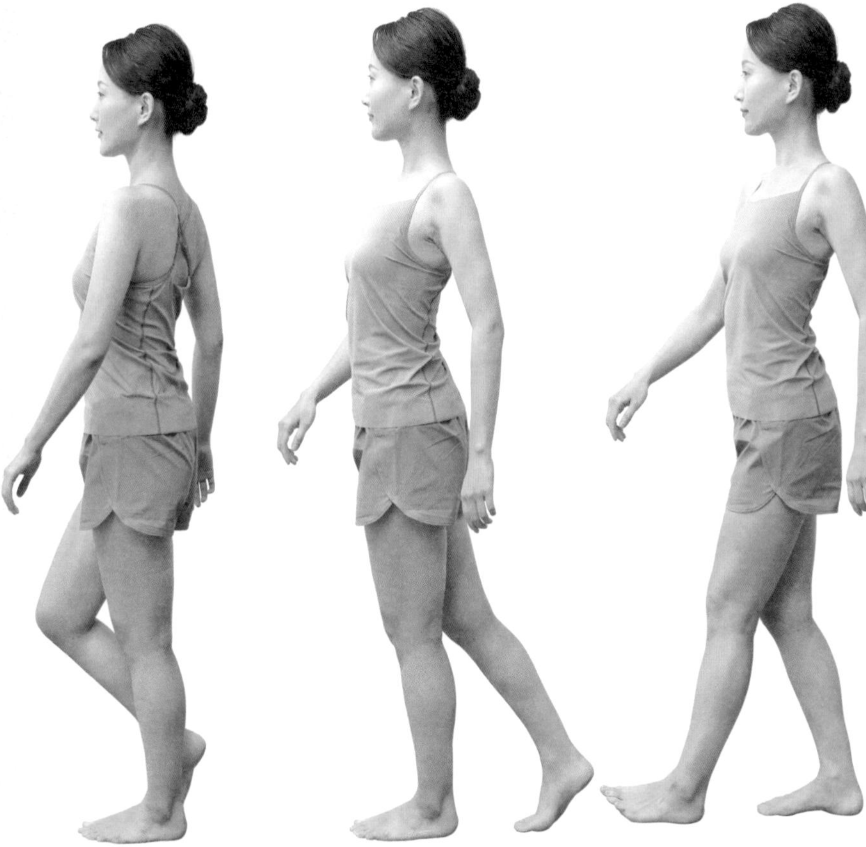

❺彎曲右腳膝蓋，由膝蓋率先往前移動。

❹讓體重從足跟沿著足底足弓順暢移動至腳尖。重點在於絕對不要將重心留在足跟。右腳在同時間離開地面。

❸為避免足跟強力著地，以略微扁平的足底輕柔著地。

放鬆全身僵硬，血液順暢流動至足底

工作和家庭過於忙碌操勞時，身體容易因為使用方式不當而導致歪斜、肌肉緊繃。一旦問題拖延至隔天，不僅增加足底負擔，也會成為誘發疼痛的元兇。務必於就寢前好好放鬆，讓身體重新啟動。

彎曲伸展足踝是關鍵．背部伸展操

仰躺在地，雙手交握於頭頂上方。立起腳尖，手掌和足跟各自向上向下「用力伸展」以拉長全身。維持10秒鐘。

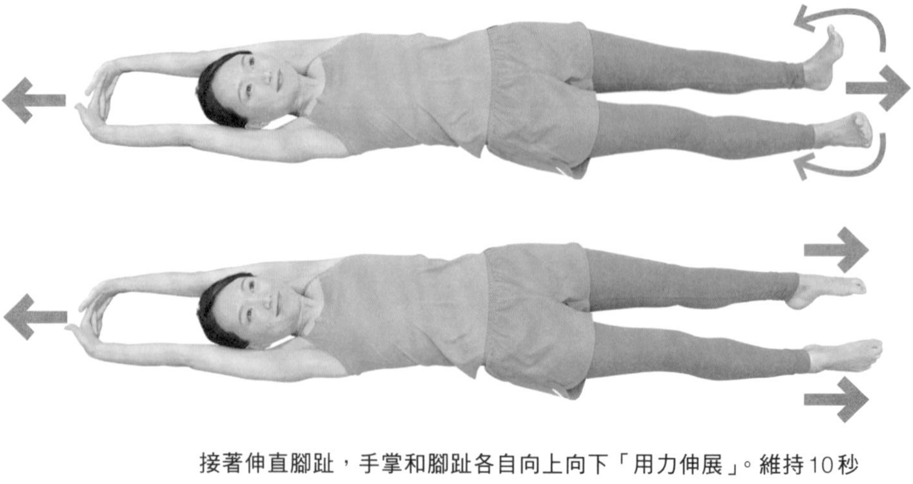

接著伸直腳趾，手掌和腳趾各自向上向下「用力伸展」。維持10秒鐘。透過伸展身體前側與背面讓全身慢慢放鬆。

刺激頸部、肩膀、背部，改善脊椎歪斜・滾來滾去體操

仰躺在地，稍微彎曲膝蓋。利用手臂和膝蓋力量讓身體向左側翻滾。

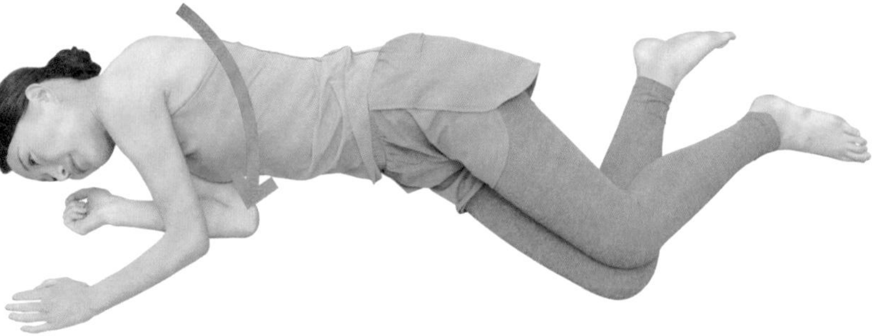

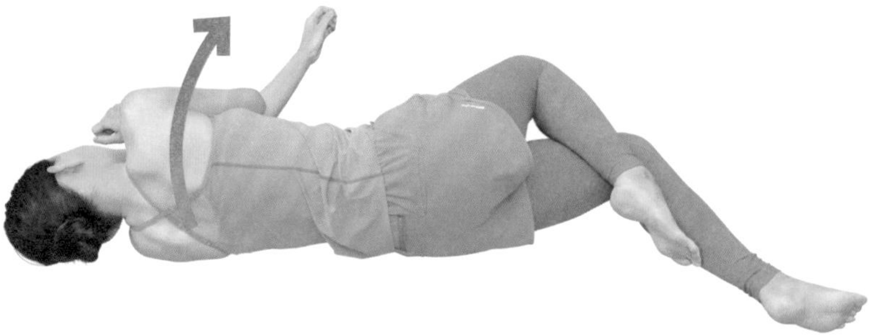

接著向右側翻滾。向左向右滾來滾去20次。重點在於放鬆頸部和肩膀力量。這對腸道而言，也是非常溫和的刺激。

從扭轉體操
到股四頭肌伸展操

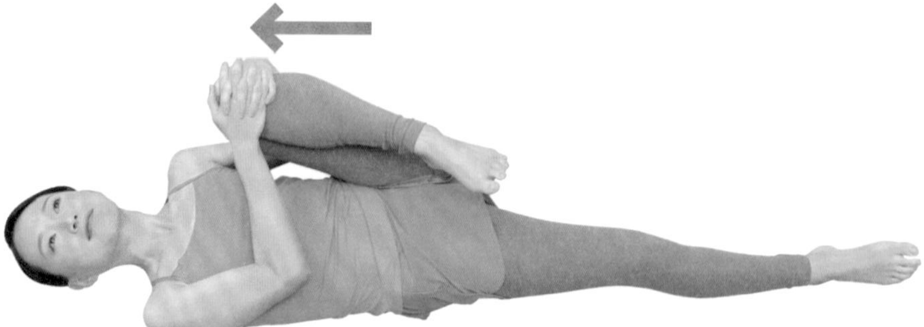

仰躺在地，雙手抱住左膝並拉向胸口。
維持這個姿勢20秒。

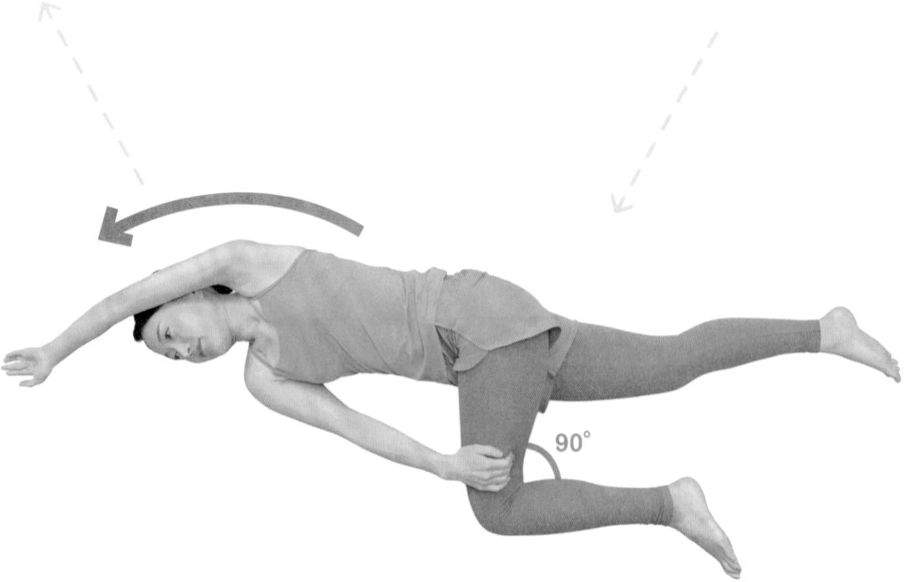

身體倒向右側，左膝彎曲呈90度角並貼於地面上，用右手幫忙壓住。左手向頭頂部上方伸展。維持這個姿勢20秒。

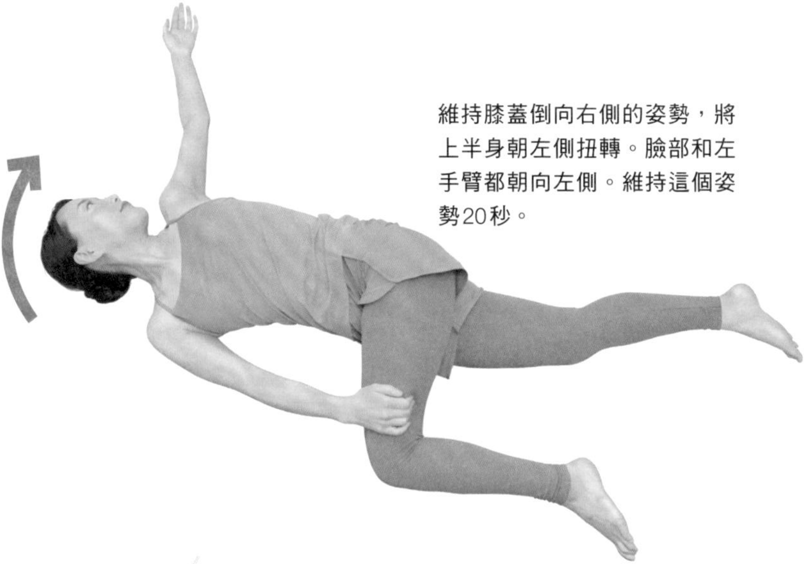

維持膝蓋倒向右側的姿勢，將上半身朝左側扭轉。臉部和左手臂都朝向左側。維持這個姿勢20秒。

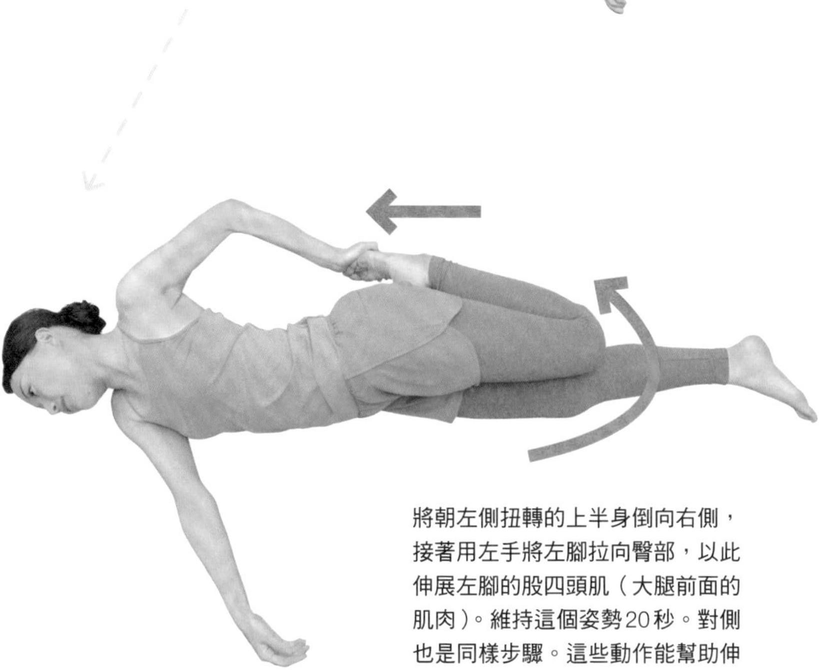

將朝左側扭轉的上半身倒向右側，接著用左手將左腳拉向臀部，以此伸展左腳的股四頭肌（大腿前面的肌肉）。維持這個姿勢20秒。對側也是同樣步驟。這些動作能幫助伸展全身每一個角落。

放鬆全身・小嬰兒體操

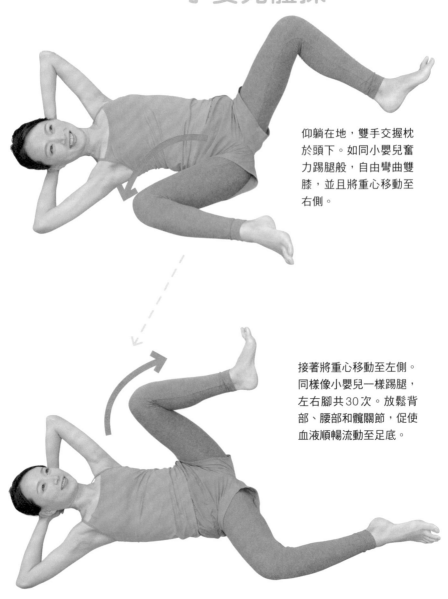

仰躺在地，雙手交握枕於頭下。如同小嬰兒奮力踢腿般，自由彎曲雙膝，並且將重心移動至右側。

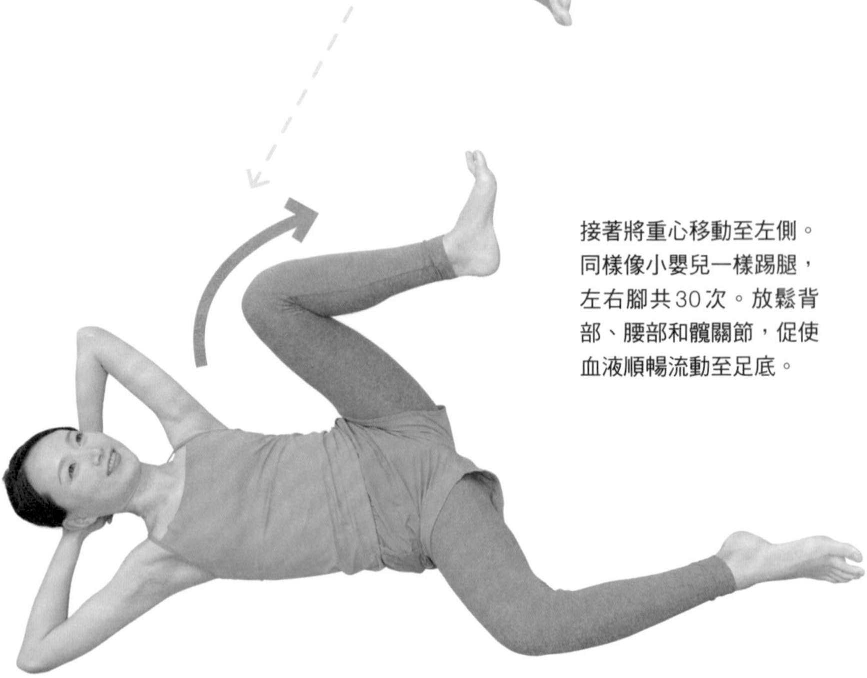

接著將重心移動至左側。同樣像小嬰兒一樣踢腿，左右腳共30次。放鬆背部、腰部和髖關節，促使血液順暢流動至足底。

活動肩胛骨的獵豹體操

雙手和雙腳張開與肩同寬，採取四肢跪地姿勢。背部高高隆起，自由地前後左右活動肩胛骨。

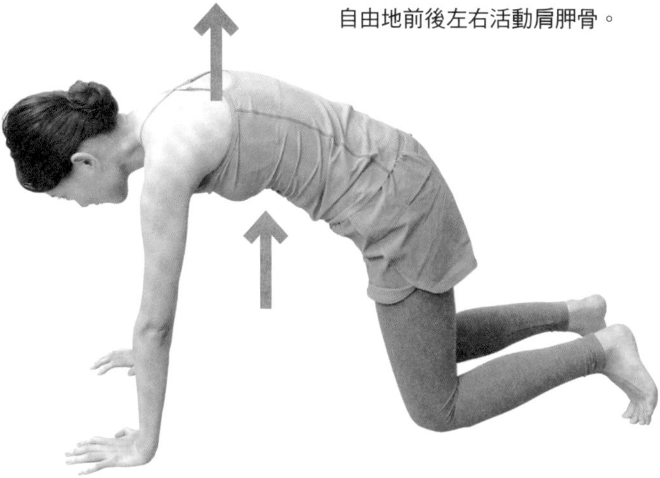

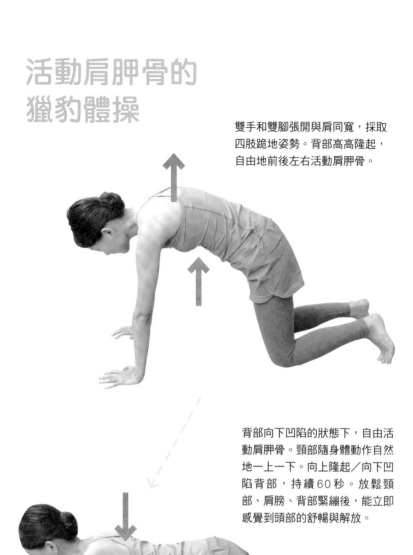

背部向下凹陷的狀態下，自由活動肩胛骨。頸部隨身體動作自然地一上一下。向上隆起／向下凹陷背部，持續60秒。放鬆頸部、肩膀、背部緊繃後，能立即感覺到頭部的舒暢與解放。

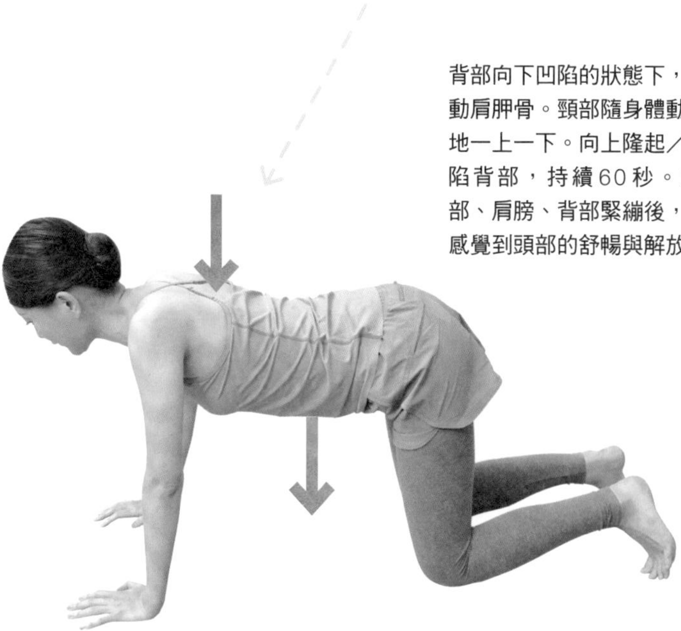

促進入睡的深呼吸

緩慢重複深呼吸，讓自律神經中掌管睡眠的副交感神經處於優位，身心放鬆後，自然能夠安然入睡。仰躺在地，手腳自然垂放。利用鼻子慢慢吸氣8秒鐘。

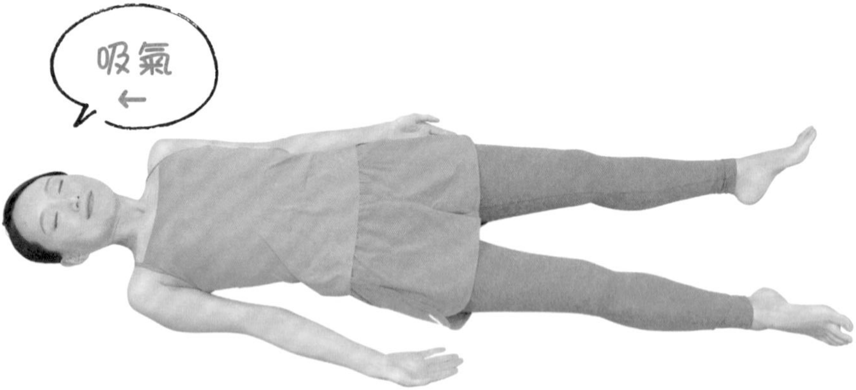

利用嘴巴慢慢吐氣8秒鐘。重複10次吸吐。想像身體和地球融合為一體。在床上操作的話，可以直接入睡。

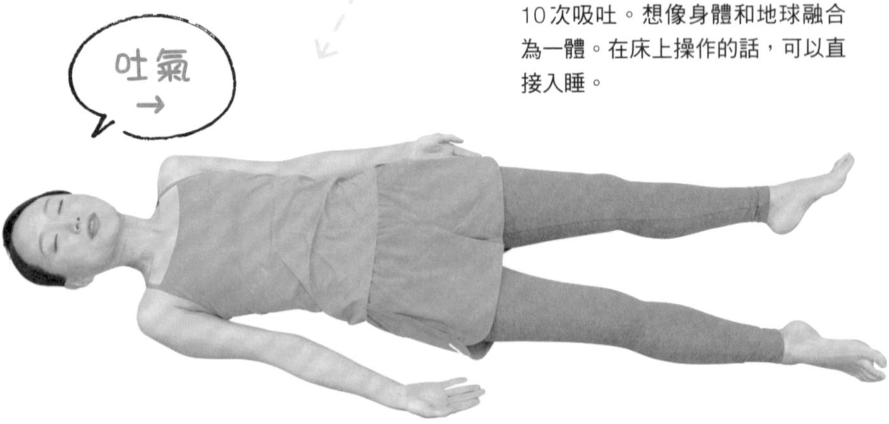

改善並預防足底筋膜炎再次復發的腳趾體操

腳趾和足底足弓一樣，都是掌握足底健康的關鍵。培養每天洗澡完操作活化肌肉的剪刀石頭布體操和抓毛巾體操的習慣。可以坐在地上或椅子上操作。單腳依序進行或雙腳同時進行都可以。

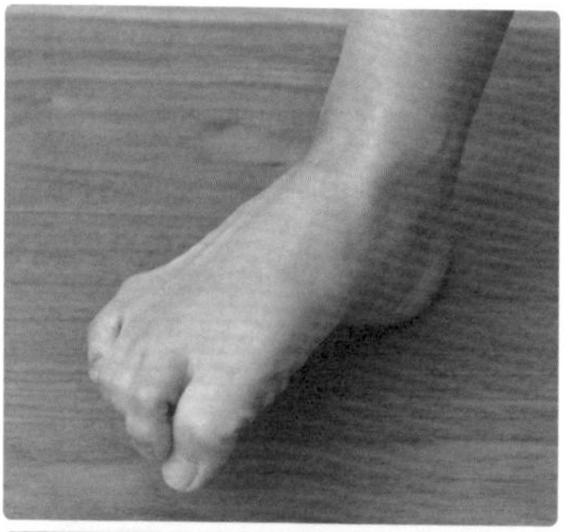

石頭

腳趾彎曲10秒鐘。

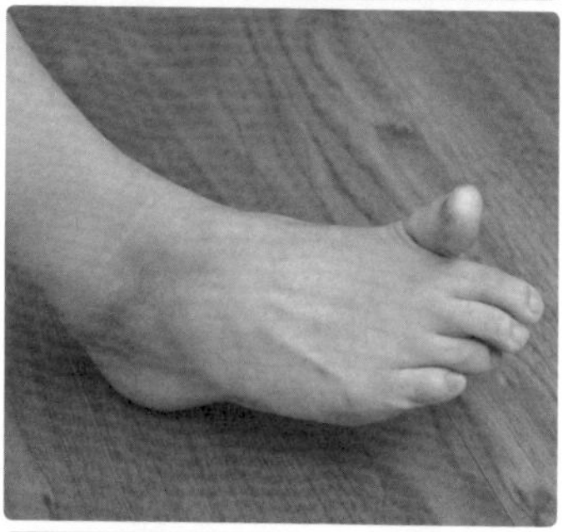

剪刀

大拇趾反折10秒鐘。

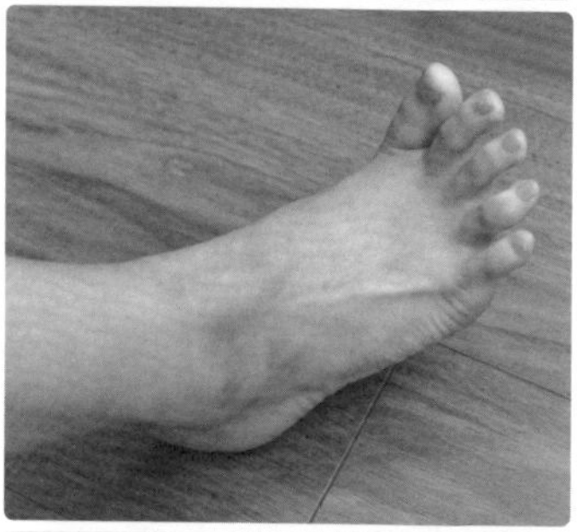

布

全部腳趾用力張開持續10秒鐘。

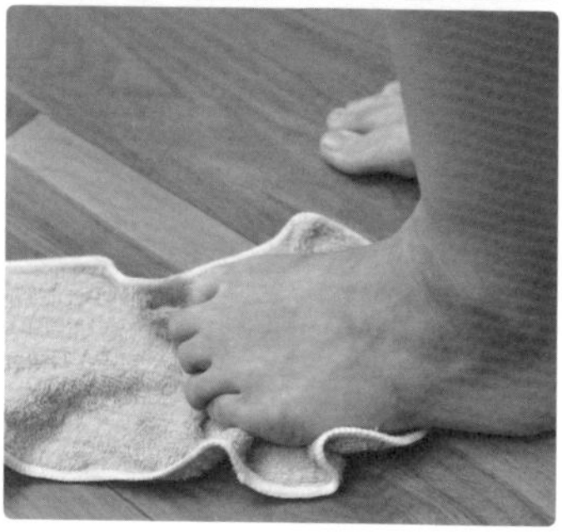

抓毛巾體操

用5隻腳趾抓住毛巾，也可以進一步向上抓提。維持10秒鐘。4種各做1次算1回合，共進行3回合。

「10秒鐘踮腳尖」的好處！

體驗談

愈來愈多人因年紀增長或缺乏運動所造成的足底疼痛而感到苦惱。

群馬縣　I・T先生　61歲　男性　公司社長

害怕自己再也無法走路而憂心忡忡。

大概從去年夏天過後，右腳足底開始出現疼痛現象。走路時彷彿踩在碎石堆上，足底一陣陣刺痛。

早上醒來下床的時候最痛，起床這件事變得令人憂鬱。下樓梯時總是扶著欄杆，邊喊著「痛痛痛」，邊保護著右腳走下樓。在住家附近的骨科接受治療，但疼痛情況卻愈來愈嚴重。當時真的非常擔心「會不會因此再也無法走路」而滿腹憂愁。

我在網路上搜尋到富澤先生，並基於這或許是我最後的機會的想法而前往就診。

我因為擔心治不好而愁容滿面，但富澤先生一見到我就鼓勵我：「絕對可以治得好，放心吧。」

富澤先生除了為我施術治療外，還教我可以在家裡進行的自我保健法（踮腳尖和放鬆足底），起初我還半信半疑，但令人驚訝的是才短短進行五天，足底疼痛問題真的漸漸緩解了。再次前往治療所時，足底疼痛問題幾乎痊癒了。

東京都　S・R女士　55歲　女性　主婦

我在便利超商工作超過十年了，每星期工作六天，一天四小時，大部分時間都站著。

四年前開始我感覺左側足底疼痛，像是早上醒來下床時，下樓梯時，足底都有種很不舒服的刺痛感。

除此之外，走久了足底還會有種像是電流通過的麻痛感。

前往醫院就診，醫師診斷為足底筋膜炎，開痠痛貼布和止痛藥給我，但疼痛遲遲未能獲得改善。這四年多來，我一直擔心著：「是不是治不好了？」但也只能忍著痛繼續工作。

認識富澤先生後，我接受施術治療，也學習自我保健法（踮腳尖和放鬆足底）自行在家操作，大約持續兩個星期（在治療所接受兩次施術治療），疼痛症狀已經大幅減輕。

第三次治療後，起床站起身時的疼痛和下樓梯時的疼痛全都緩解了，工作中長時間站立也完全沒有問題。

神奈川縣　H・N女士　65歲　女性　自營業主

大約從半年前開始，早上起床右腳一著地，足跟就會一陣劇痛，痛到我幾乎動彈不得。過了一會忍著痛慢慢走，疼痛就會消失無蹤。幾乎每一天都上演同樣戲碼。

我的工作幾乎都在辦公桌前完成，而且我討厭運動，當時完全不知道引起疼痛的原因是什麼，畢竟以前從未發生過類似這樣的情形。雖然只是起床後的頭幾步會感到足部劇痛，但自覺不應該置之不理，於是上網搜尋了一下，覺得自己的症狀和足底筋膜炎很類似。

在網路上搜尋到富澤先生，除了請他施術治療外，也學習「10秒鐘踮腳尖」自我保健法，我每天持續進行，還不到一個月，疼痛就已經完全消失了。這麼簡單的保健方法，我一定會持續一輩子，因為我希望能靠自己的力量走完這一生。

驗證足部和足底進行「10秒鐘踮腳尖」的效果

實際感受到效果，才能提高操作動力並持之以恆。以下為大家介紹足部和足底所產生的變化。

利用足印確認扁平足和擴散足的改善情況

將腳打濕踩在紙板上，再用筆勾勒輪廓，製作簡單的「足印」。一個月一次，確認自己的足寬和足弓狀態！

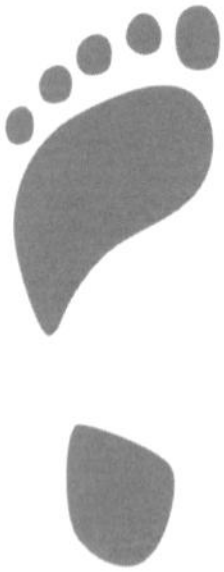

疑似高弓足（P84）

足弓過高也是不好的。由於足底肌肉僵硬，容易疲勞，進而提升罹患足底筋膜炎的風險。

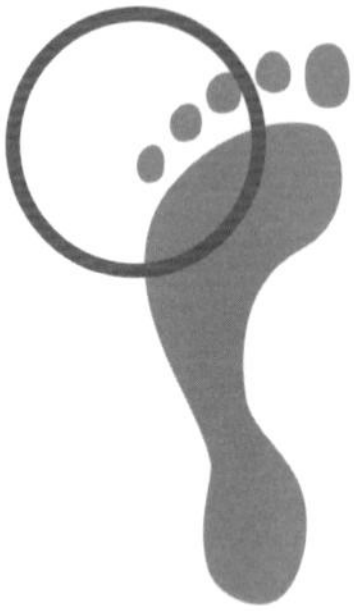

正常足底

有適當高度的足弓。足弓發揮適度的彈力和扭力，姿勢和走路方式都沒有問題。

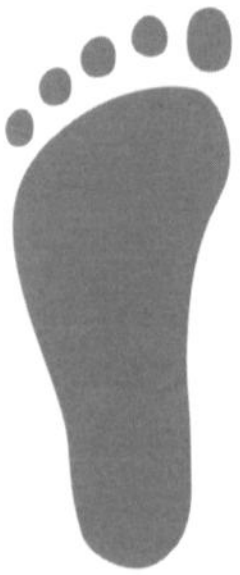

疑似扁平足（P84）

沒有明顯的足弓，疑似扁平足。透過踮腳尖運動重新鍛鍊足底足弓。

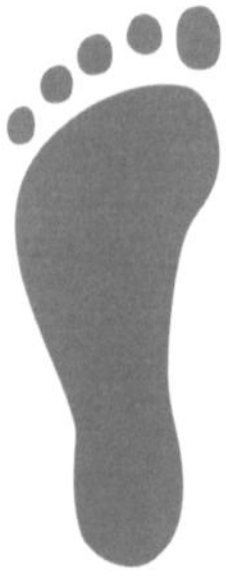

疑似擴散足（P84）

足寬愈來愈大，可能是因為橫弓塌陷而變成擴散足。需留意這種情況下容易發生拇趾外翻。

從鞋底磨損位置判斷走路方式是否正確

從鞋底的磨損情況可以清楚知道一個人的走路習慣。整個足跟直接著地？體重是否順利移動至腳趾尖？而無論內八或外八走路方式都容易傷害足底。讓我們一起強化足弓，學習正確的走路方式。

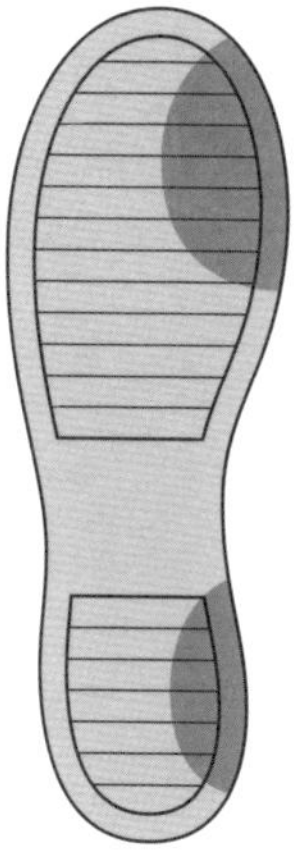

只有內側磨損

多發生於內八走路方式的人，重心偏移至左右腳的足底內側。注意足底足弓負荷過大而塌陷，容易誘發足底筋膜炎、扁平足或拇趾外翻。

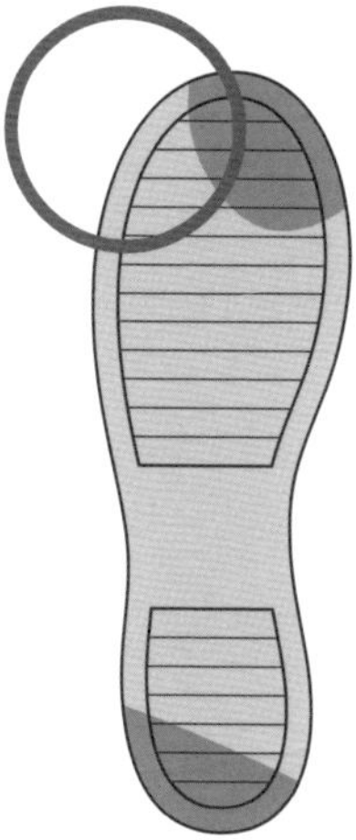

腳尖和足跟磨損

這是最基本的走路方式，足跟先著地，然後立即將重心移動至腳趾。充分活用足踝和腳趾關節。

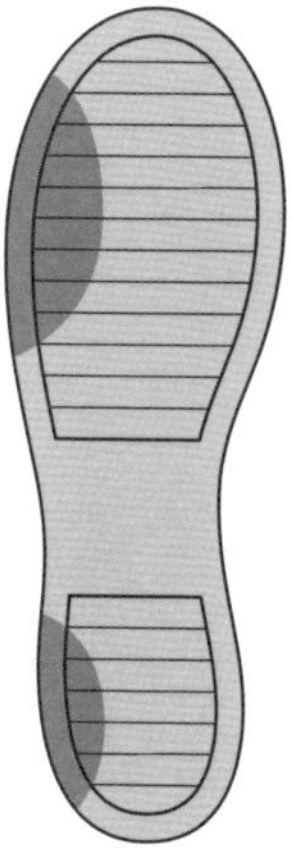

只有外側磨損

多發生於O型腿和外八走路方式的人。若不及時鍛鍊足底足弓，極可能造成膝關節受損。建議重度O型腿的人，務必尋求整體師等專家協助，並且選用矯正O型腿的特殊腳墊（托足板）。

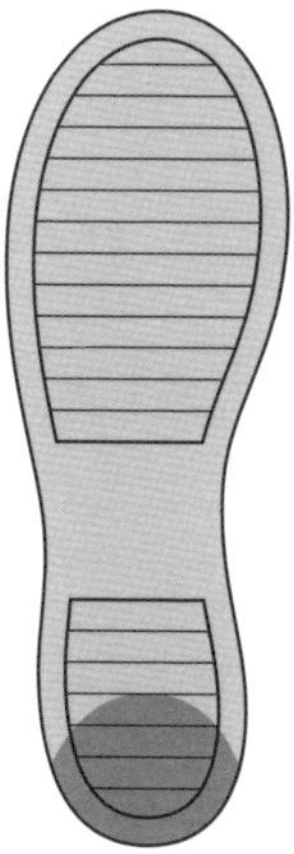

只有足跟磨損

重心往往留在後面，導致走起路來像隻企鵝。向前踢腳的力量較為薄弱，尤其無法充分活用大拇趾關節。足踝也很僵硬，進而增加膝蓋負擔。

確認「踝關節不穩定症」的改善情況

請家人從後方觀察自己走路時的足部形狀。參考基準點為內踝、外踝的位置與足踝至小腿中央的直線之間所形成的角度。藉由鍛鍊足底，慢慢改善「卡卡足踝」和「軟綿綿足踝」。

健康足踝

重心垂直落於足跟。足跟底的橫線垂直於通過小腿中央的直線。足底肌肉均衡運作，減少無謂的負擔，讓我們可以輕快踏出每一步。

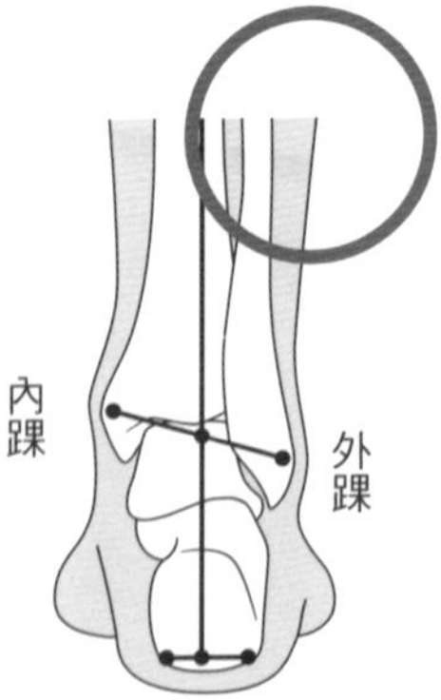
內踝
外踝

卡卡足踝
（旋後足／內翻足）

重心偏移至小趾側，導致足跟和外踝傾斜至外側。通過小腿的直線則以外踝為起點傾斜至內側。有些人因此變成腳趾朝向內側的內八走路方式。若長期置之不理，恐會變成O型腿。

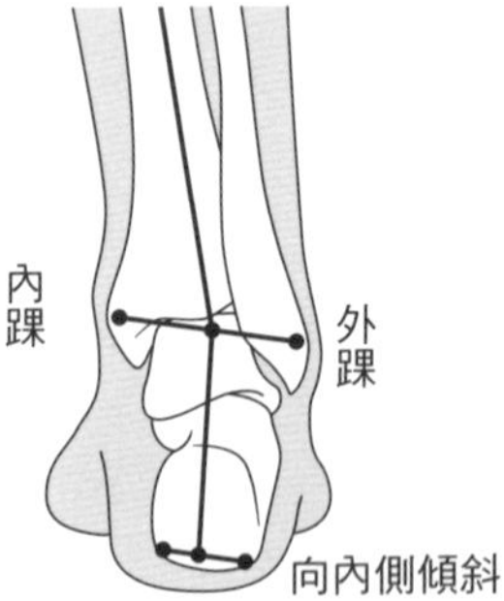
內踝
外踝
向內側傾斜

軟綿綿足踝
（旋前足／外翻足）

足踝過於柔軟，致使體重偏向大拇趾側。內踝向內側偏移，通過小腿的直線向外側傾斜。最大特徵是腳趾朝向外側。這可能是扁平足，尤其是成人期扁平足的前兆。

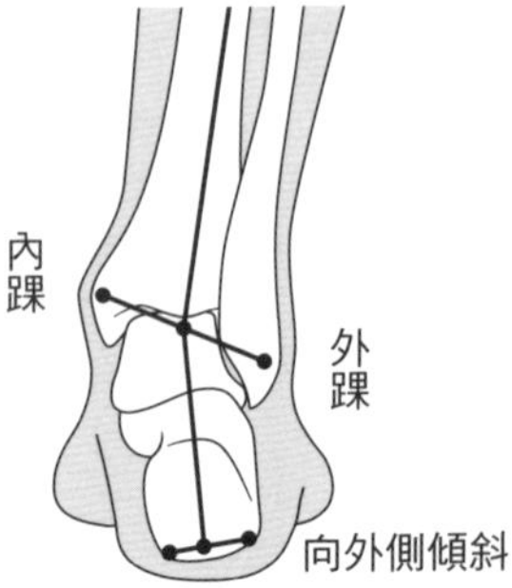
內踝
外踝
向外側傾斜

確認足踝肌肉和肌腱的柔軟度

足踝和足底有聯動關係，足踝柔軟度也會影響足部健康。有些人的阿基里斯腱天生很僵硬，無法順利向下蹲，但只要周圍肌肉具有良好的彈性和柔軟度，同樣可以學會正確的站立姿勢和走路方式。請大家不要放棄。

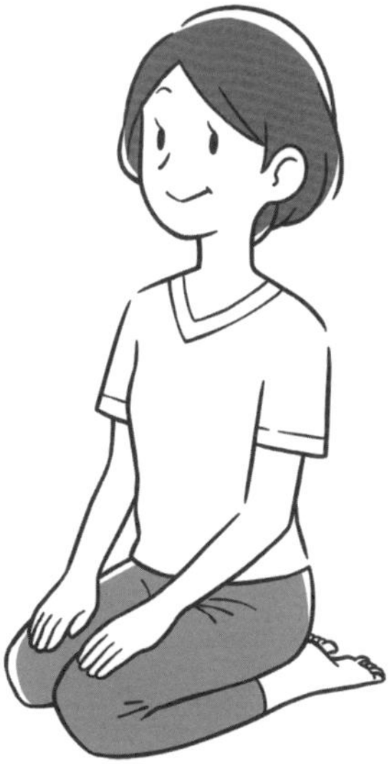

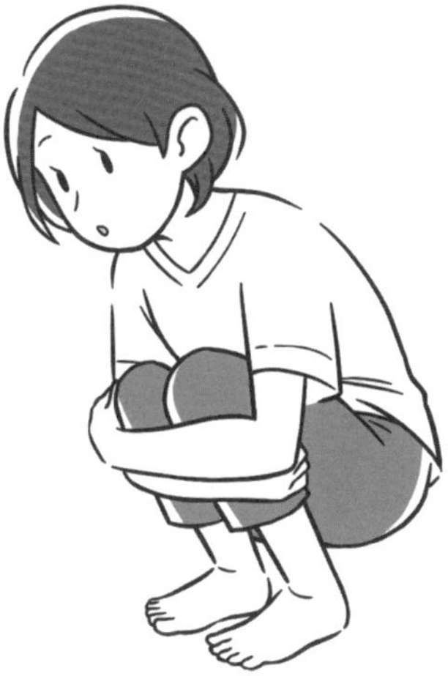

跪坐時足踝伸直

大家平時可能沒有太多跪坐的機會，請先嘗試雙膝併攏著地，臀部壓於足跟上，挺直上半身。足踝至足背確實伸直就沒有問題了。

蹲下時足跟貼地

雙足併攏，抱膝蹲在地上。足跟確實貼於地面就OK了。最佳情況是能夠一直維持這個姿勢而不會向後傾倒。

測量步長，
確認「運動障礙症候群」改善程度

在臨床復健上，經常使用「兩步測試」來檢測運動障礙症候群（P88）的程度。先直立站好並標記足跟位置。向前走兩步，雙腳併攏後，量測足跟和先前標記的位置之間的距離。只要開始進行踮腳尖之前、操作一個月後、兩個月後，距離有逐漸變長就可以安心了。在室內進行時，請赤腳於防滑地板上操作。並且在身體不會失去平衡的範圍內操作。

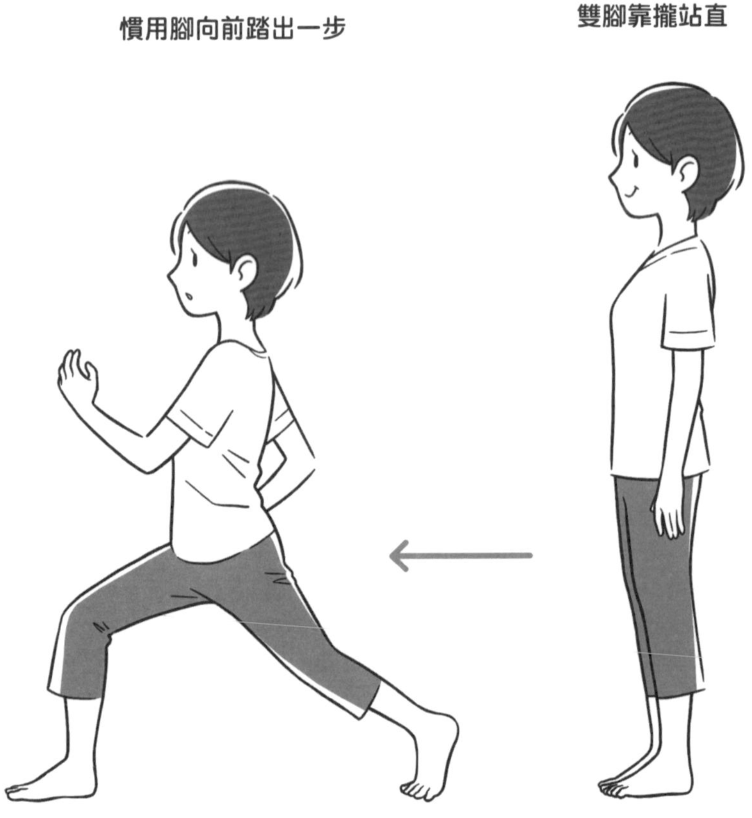

適合各年齡層的平均步長

只要數值符合以下範圍，便能維持各年齡層該有的步長。

女性

40～49歲	1.49～1.57
50～59歲	1.48～1.55
60～69歲	1.45～1.52
70～79歲	1.36～1.48

男性

40～49歲	1.54～1.62
50～59歲	1.56～1.61
60～69歲	1.53～1.58
70～79歲	1.42～1.52

※出自日本骨外科學會「運動障礙症候群手冊2013年度版」

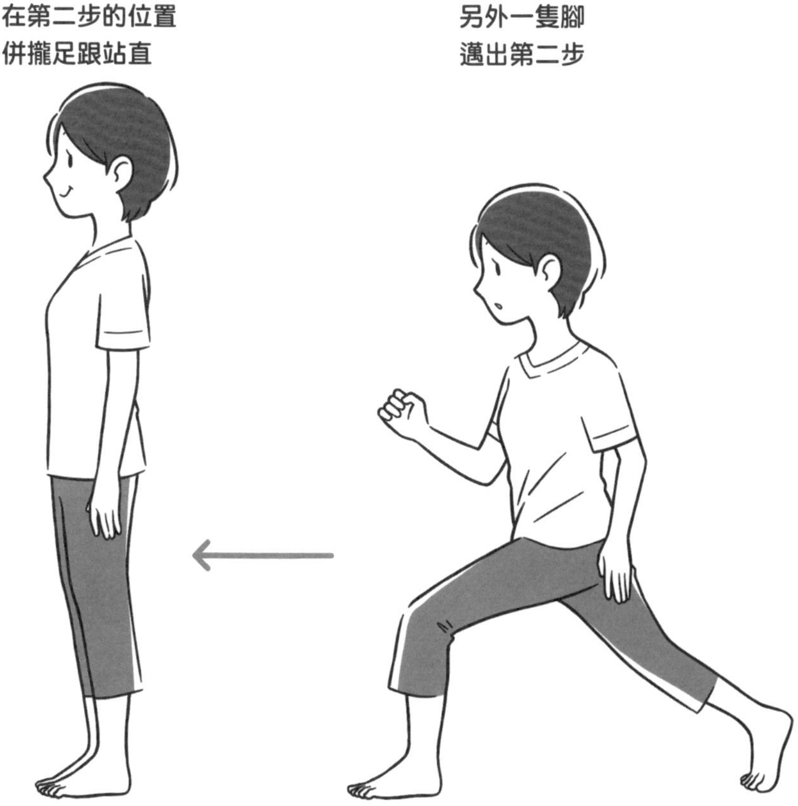
在第二步的位置
併攏足跟站直
另外一隻腳
邁出第二步

平均步長值＝兩步長（cm）÷身高（cm）

「10秒鐘踮腳尖」的Q&A

回答大家的「常見問題」。

Q 無法用力提高足跟

A 多花點時間讓足踝慢慢變柔軟

足跟無法向上提高的主要原因是足踝肌肉、連結肌肉和骨骼的「肌腱」僵硬。有些人天生僵硬，有些人則因為扭挫傷、骨折等受傷後遺症，或者隨年齡增長的變形、退化導致行動不便。

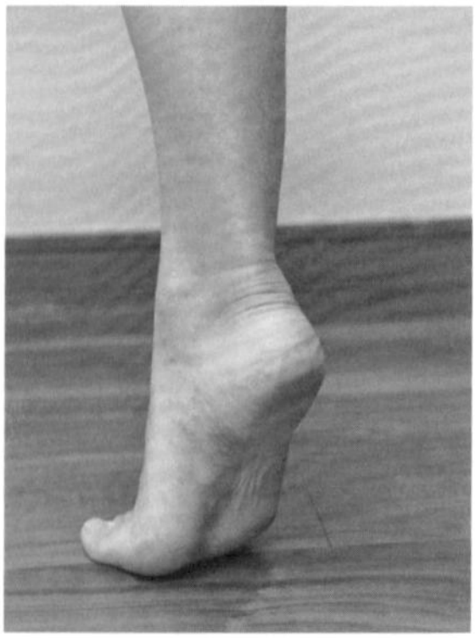

幸好無論多大年紀，我們都能持續鍛鍊肌肉，肌腱也會經由不斷新陳代謝而慢慢恢復原有的彈性和柔軟度。千萬不要因為「做不到」而放棄，而是要堅持「做得到」勤奮地持續鍛鍊。

Q 做踮腳尖運動的那天晚上都會腳抽筋

A 將原本的10秒縮短為5秒，讓足部肌肉慢慢習慣

肌肉過度用力、過度拉扯或過度收縮，都可能造成斷裂。這時候連接肌肉的「肌腱」身負「感應器」功用，負責幫忙放鬆力量，但難免還是有作業失誤的時候，因此才會造成肌肉暫時性抽筋。這就是「抽筋」、「痙攣」的真面目。

踮腳尖並不是什麼特別激烈的運動，肌肉僵硬持續到晚上且出現作業失誤情況，這是平常未能充分使用肌肉的最佳證明，再加上血液循環不良導致老舊廢物

和疲勞物質不斷堆積。建議剛開始的前幾天先將10秒縮短至5秒，然後再慢慢增加操作時間。隨著足部的強化，就無須過於擔心抽筋問題。

Q 10秒鐘實在太簡單了，會不會效果不彰

A 難度愈低愈能持之以恆

對平時經常運動的人來說，「10秒鐘踮腳尖」根本輕而易舉。建議這些人可以一次進行3回合。我經常向大家宣導「感覺不太夠才會持續一直做」的重要性。今天非常努力，但接著又荒廢好幾天，這樣不會有效果。人類是貪心的，一旦覺得不夠，就會想要多做一點；相反的，一旦覺得厭倦，即便只有一次也會嫌麻煩。降低難度後，即便遇到身體不適的日子，也能持之以恆，而這才是邁向成功的捷徑。

Q 踮腳尖變化版中，有沒有值得特別推薦的

A 嘗試過變化版後，自然知道自己需要哪些運動

操作過變化版後，使用的肌肉部位會逐漸產生變化，但緩解足底筋膜炎等足底疼痛問題，最有效且最實際的方法還是「10秒鐘踮腳尖」。建議養成每天操作的習慣，先以10次的「輕～輕地提起放下足跟」和10次的「紮實地提起放下足跟」作為準備運動，並且確認好足跟位置。

熟練之後，再依序嘗試各種變化版。人類的身體很聰明，具有能力自然學習自己所需要的東西。嘗試各種變化版之後，請優先選擇「覺得有效」、「感覺很舒暢」的種類。左右腳足部肌力不一致的人，透過P69的「單腳踮腳尖」可以明顯感覺到全身平衡變好。

Q 持續進行踮腳尖運動，但疼痛症狀仍舊偶爾發作

A 或許是壓力造成疼痛

調控身體狀況的「自律神經」分為負責身體活動的「交感神經」和負責身體休息的「副交感神經」，好比一個是油門，一個是煞車，自動相互調節。疼痛或發炎等刺激會活化交感神經，一旦肌肉僵硬，疼痛感會更加強烈。另一方面，心理壓力造成身體緊繃，緊繃進一步促使交感神經處於優位。而焦慮不安也可能讓我們的身體對足底疼痛更為敏感。當然也可能會有心跳和呼吸加快、血壓上升、肩膀過度用力等情況。這時候，能有效解決這個問題的是將注意力擺在丹田（P31）上的緩慢深呼吸。建議在工作和做家事的空檔時間，淺坐在椅子上操作。用鼻子或嘴巴呼吸都可以。隨著副交感神經漸漸處於優位，身心也會慢慢放鬆。疼痛逐漸緩解後，可以溫柔地按壓疼痛部位。

透過深呼吸放鬆身心，
疼痛感慢慢消失

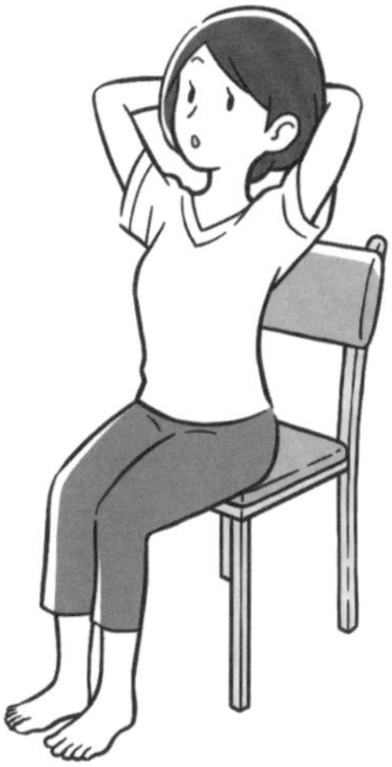

淺坐於椅子上，雙手交握於頭枕部。臉部稍微向上抬高，雙臂向後延展的同時拉開胸廓，並且慢慢吸氣。

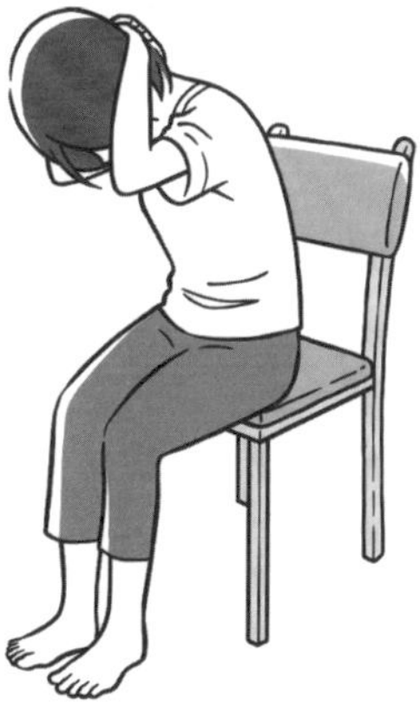

彎曲背部，肚臍向內縮的同時慢慢吐氣。重複1～2分鐘。

Q 因為有腳尖冰涼問題，踮腳尖時覺得不舒服

A 有這個問題的人，更需要養成踮腳尖的習慣

患有足底筋膜炎的人，多半有足底冰涼問題。同樣都是血液循環不良所致。

一般而言，在寒冷的環境中，為了保護重要內臟，溫熱的血液通常會集中於身體深處。相反的，手腳的末梢血管為了預防熱氣流失而收縮，自然造成血液無法順利抵達。寒性體質的人容易因為促進血液循環的自律神經失調，即便待在溫暖室內，手腳依舊冰冰涼涼。

使足部暖和的最佳方法就是多活動。只要我們不斷活動足部，血液便會帶來更多氧氣和養分以利肌肉細胞製造運動所需的能量。手腳冰涼的人要多做「10秒鐘踮腳尖」，而進行之前先輕輕提起／放下足跟30~50次。血流量增加後再進行「10秒鐘踮腳尖」，應該就比較不會不舒服。每天持續進行，不僅血管變柔軟，也

能大幅改善足部冰涼的問題。

Q 踮腳尖具有減重效果嗎

A 很遺憾，踮腳尖無助於立即減輕體重

慢跑等持續20分鐘以上的有氧運動才有助於燃燒體脂肪。10秒鐘踮腳尖運動無法有效消耗熱量。

但是，增加下半身肌肉量，「基礎代謝率」會隨之提高。基礎代謝率是維持人體重要器官運作的所需最低能量，即便躺著不動，身體也會自動消耗這些能量。肌肉量多，基礎代謝率自然提高，因此踮腳尖運動雖然與減重沒有直接關係，卻可以幫忙打造易瘦體質。

另一方面，踮腳尖運動能幫助小腿肌肉收縮，進而達到瘦腿提臀效果。

認識容易誘發足底疼痛的疾病

足底筋膜炎所占比例最大

在我們的足底部，連接跟骨和腳趾肌肉的「足底筋膜（也稱足底腱膜）」呈扇形分布。主要功用有二個，一是拉緊跟骨和足部以形成適當高度的足底足弓。一是吸收足部著地時產生的足底衝擊力。

而足底筋膜炎即足底筋膜因反覆的撕裂傷，進而引起發炎和疼痛的疾病。據說日本國內成人之中有10％都患有足底筋膜炎。

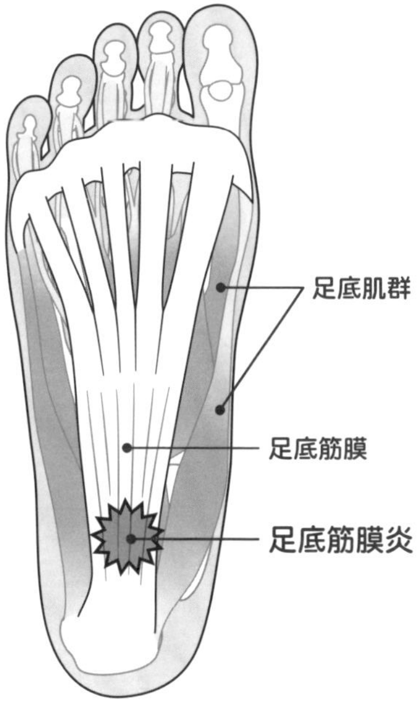
足底肌群
足底筋膜
足底筋膜炎

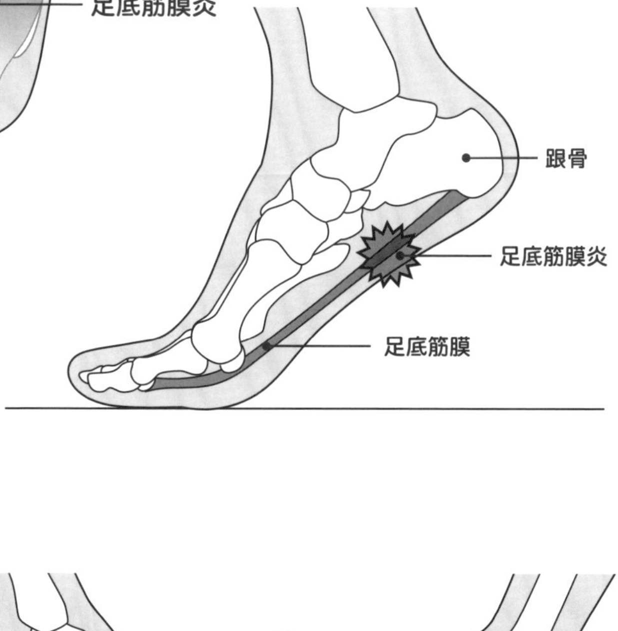
跟骨
足底筋膜炎
足底筋膜

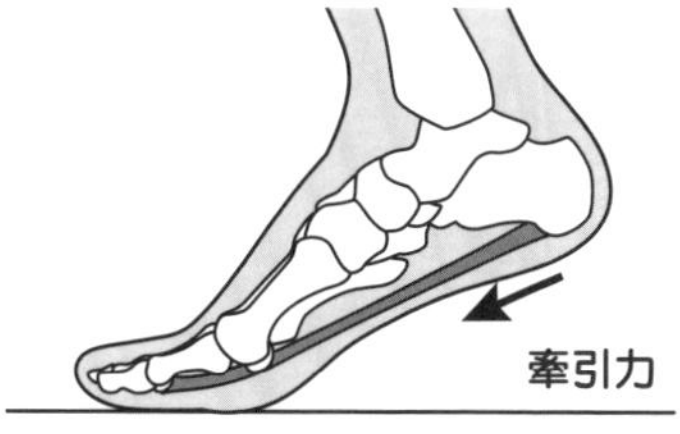
牽引力

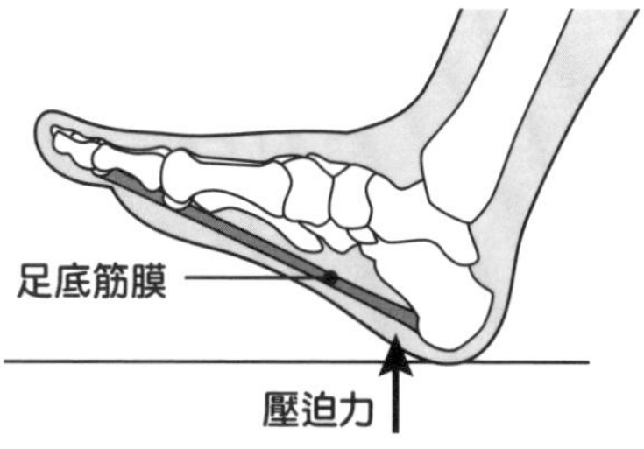
足底筋膜
壓迫力

主要症狀

足底筋膜必須承受二股力量，一是足底著地時的壓迫力，一是足部向前踏出時的牽引力。一旦足跟附近產生小撕裂傷，損傷從足跟周圍蔓延至足底中央，足弓部位便會產生疼痛。尤其一早下床站起身的那瞬間，疼痛特別劇烈，而長時間坐在椅子上，站起身時也會產生相同症狀。

若長年置之不理，足底筋膜會形成硬塊，而足跟的跟骨也可能病變形成小骨刺，一旦惡化成這種情況，治療會變得更加棘手。因此，靜止不動也持續有鈍痛或發麻情況時，請務必及早尋求專業醫療團隊的治療。

主要病因

最常見的原因是運動造成足底筋膜過度使用。像是跑步、跳躍等項目，由於必須不斷壓迫、拉扯筋膜，因此容易造成傷害。其次是從事廚師、美髮師、商家店員等必須長時間站立工作的人。近年來，這個問題也好發於50歲以上的人。最主要的原因是體重增加、肌力衰退造成姿勢不良，重心向後移動，進而使足跟承受的負荷愈來愈大。

治療方法

由於足底筋膜和與阿基里斯腱息息相關，因此多半採取強化阿基里斯腱柔軟度的伸展運動和肌力訓練等物理治療。

而在日常生活中，多加利用柔軟且較無凹凸起伏的鞋墊或足部輔具來幫忙減輕疼痛。另外也可以請骨科醫師開立消炎止痛藥或藥膏等緩解症狀的治療藥物。

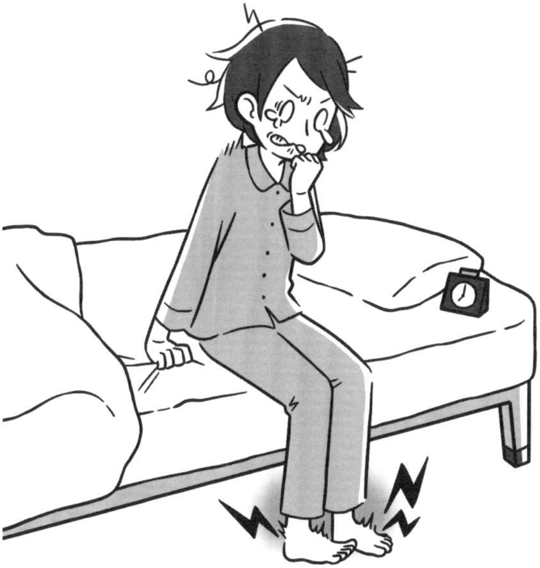

像神經痛般痛麻的莫頓神經瘤

主要症狀

典型症狀是第三趾和第四趾（相當於手部中指和無名指的位置）根部劇烈疼痛，以及像電流通過般的發麻症狀。多數人覺得整個足底疼痛，但也有些人覺得第三趾和第四趾疼痛和發麻。莫頓神經瘤屬於神經痛的一種，因此外觀上沒有明顯異常，但透過觸摸，仍可感覺得到硬硬的腫塊。

主要病因

好發於喜歡穿尖頭鞋（容易壓迫腳趾）的人身上，但肥胖、肌力衰退也是致病原因。腳趾的神經從足背穿過骨骼之間延伸至腳趾尖，尤其第三趾和第四趾的神經正好匯集於踮腳尖時承受力量的關節附近。體重負荷加上活動腳趾的韌帶受到強烈壓迫，因此引發神經發炎而疼痛。一旦演變成假性神經瘤的腫塊，症狀容易久治不癒，建議及早尋求醫療團隊的治療。

治療方法

絕對禁止穿高跟鞋，並且採取使用專用鞋墊和貼紮等保守治療。針對嚴重發炎的神經，也可以請骨科醫師進行神經阻斷術。

以第三、第四趾為中心，疼痛蔓延至所有腳趾。

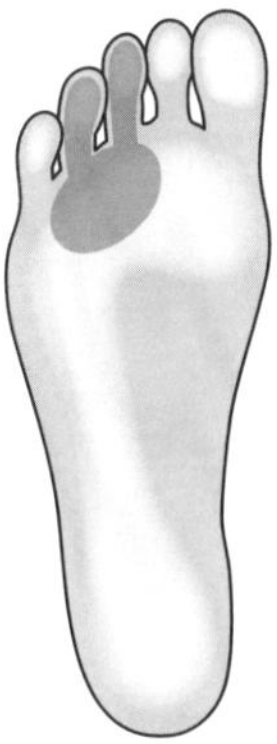

特徵是發麻和疼痛

在神經匯流處，因周圍肌肉和韌帶的壓迫而引起疼痛。

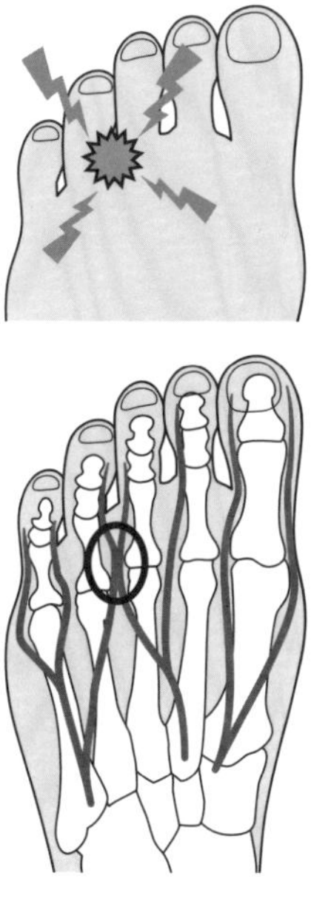

足底肌力衰退造成扁平足

支撐足底足弓構造（P84）的肌肉老化，造成足弓消失，這種狀態稱為「扁平足」。扁平足是足底筋膜炎和拇趾外翻的誘因，千萬不可小覷。扁平足雖然不會造成疼痛，但會促使走路時的避震彈簧功能降低，導致走久走多時足部容易疲勞。進行足底肌力訓練，有助於改善扁平足問題。

成人期扁平足

當扁平足持續進展，於內踝下方拉提足弓的「脛後肌」因老化而失能時，容易誘發「成人期扁平足」。成人期扁平足好發於中高齡女性身上。特徵是足弓和足踝周圍疼痛，從背後觀察時可發現足跟向外側傾斜。有些個案甚至無法踮腳尖。鍛鍊足底肌群、伸展阿基里斯腱、穿戴支撐足弓的鞋墊等都是緩解疼痛的方法。

造成買鞋困擾的拇趾外翻

拇趾外翻是大拇趾第二節關節處朝外側呈「く」字形彎曲，並且造成疼痛的疾病，通常也會伴隨紅腫症狀。依彎曲角度可分為輕度、中度、重度三期。

造成拇趾外翻的原因是支撐足底足弓的肌肉老化，尤其是作用於大拇趾向外張開的外展拇肌，而長時間穿擠壓腳趾的鞋子則會進一步加速拇趾外翻的惡化。治療方法包括勤加鍛鍊足底肌群、使用矯正拇趾外翻畸形的足部輔具、支撐足弓的鞋墊等。畸形的情況一旦嚴重惡化，便無法自行恢復原狀，因此早期發現、早期治療非常重要。嚴重的個案通常需要進行切骨矯正手術。

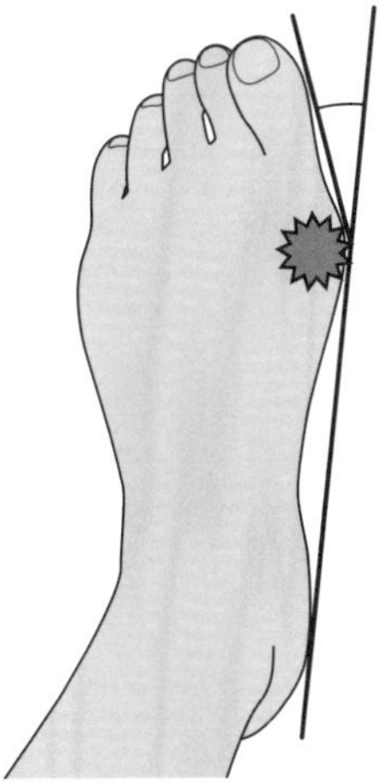

正常值	大拇趾外偏9～20度以內
輕度	大拇趾外偏20～30度以內
中度	大拇趾外偏30～40度以內
重度	大拇趾外偏40度以上

感到足底疼痛時，進行「10秒鐘踮腳尖」

強化足底肌群，改善疼痛問題

有不少主訴足底疼痛的患者前來我的整體院尋求治療。其中我最擔心的是那些疼痛一再復發的人。每當疼痛復發，他們總是頻繁前來整體院接受治療，除了安靜休養，也積極操作我所教導的訓練方法，但他們往往好了傷疤忘了痛，完全沒有從中記取教訓，不僅將運動習慣拋諸腦後，體重也慢慢增加……

然而，除非每天勤加鍛鍊足底肌肉，確保足弓維持適當高度，否則難以從疼痛中澈底解放。

在這裡我想向大家推薦「10秒鐘踮腳尖」。

一整天任何時間都可以操作，想做就做。

只需要短短的10秒鐘。

只要踮腳尖，伸直背肌就可以了。

我想每一個人在工作空檔時間，都能做到踮起腳尖且向上伸直手臂的「伸展」動作。這個動作同時有助於消除肩部和背部僵硬。

而基本版的踮腳尖和這個「伸展」運動的概念相同。

可以扶著牆壁或桌子操作，這樣平衡感不好的人也可以不用擔心有安全上的疑慮。

相信大家嘗試過後，出

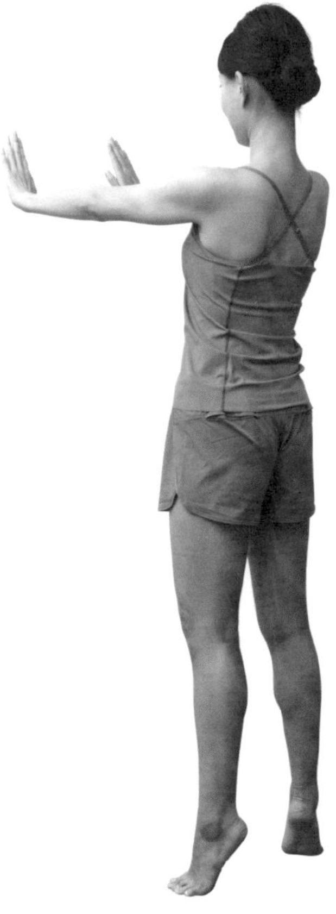

乎意料的效果肯定讓你們大吃一驚。

當然了，踮腳尖還是有訣竅的。也就是腳趾尖、足弓、足跟、小腿、臀部、腹部、背肌由下而上依序用力。仔細觀察P17模特兒的示範，肯定更能清楚掌握。踮腳尖帶來的效果非常驚人，包含●腳趾變柔軟。●鍛鍊足底肌群的平衡力。●確保足弓維持適當高度。●保持足跟的正確位置。●提升足踝彈性。●強化下肢和臀部肌肉。●穩定腰部。●背肌伸展以端正姿勢。●持續三週，明顯減輕疼痛。

本書還收錄了暖身操、正確站立姿勢、走路方式、放鬆全身僵硬的睡前運動，希望大家盡可能一併操作，保證效果會更好。

我想每個人多少有「感覺不太夠」的這種想法，但其實「感覺不太夠」才是恰到好處。因為不需要勉強自己「必須每天持續進行」，而是每天都有餘力持之以恆。鼓勵自己努力實踐「堅持是動力的來源」。

「10秒鐘踮腳尖」另外一項優點是給予自己一天一次面對自己身體的時間。重視自己才能積極面對人生。當疼痛緩解，慢慢重建自信心，日常生活中的動作會變得更加靈活自如。以書中教導的正確姿勢走路也對消除疼痛很有效。從下一頁開始，將為大家介紹「10秒鐘踮腳尖」有效作用於足底的機制。

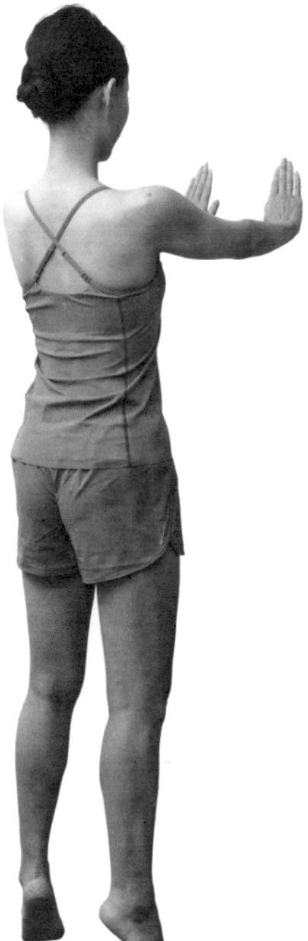

「10秒鐘踮腳尖」有效消除足底疼痛的原因

了解足底構造

我們常說的「雙腳」其實可以分為骨盆至足踝的「腿」，以及本書的主角，足踝以下的「足部」。單側足部骨骼有二十八塊。從足背至腳趾尖由五塊骨骼依序銜接並形成具有可動性的關節。另一方面，足底筋膜（P69）的內側有「足底肌群」，屬於聽命於大腦指揮的骨骼肌。連接肌肉和骨骼的是肌腱，而連接骨骼和骨骼的則是韌帶，這兩種都是軟組織。踮腳尖運動可以強化骨骼和肌肉的細部協同作業，並且慢慢增加具有彈性的肌肉量。

足部骨骼
（從足底觀察右足）

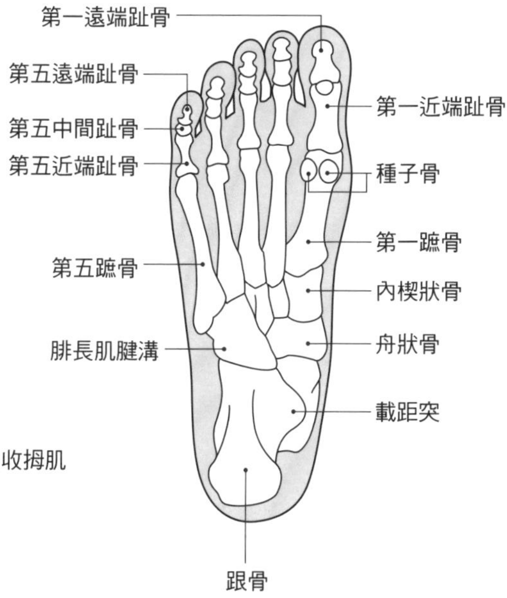
第一遠端趾骨
第五遠端趾骨
第五中間趾骨
第五近端趾骨
第一近端趾骨
種子骨
第一蹠骨
第五蹠骨
內楔狀骨
舟狀骨
腓長肌腱溝
載距突
跟骨

足底肌群
（右足足底）

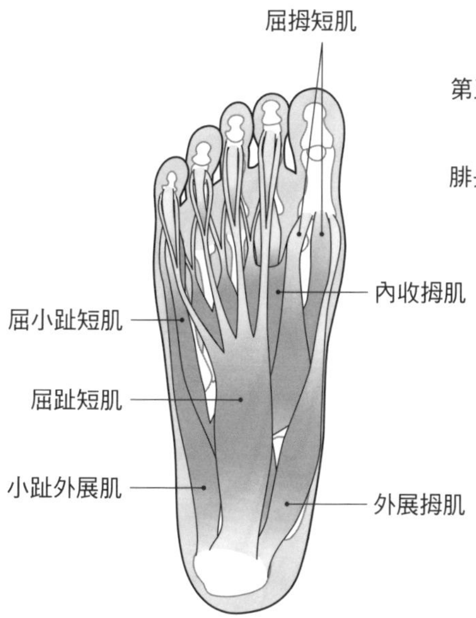
屈拇短肌
內收拇肌
屈小趾短肌
屈趾短肌
小趾外展肌
外展拇肌

足部骨骼
（從內側觀察右足）

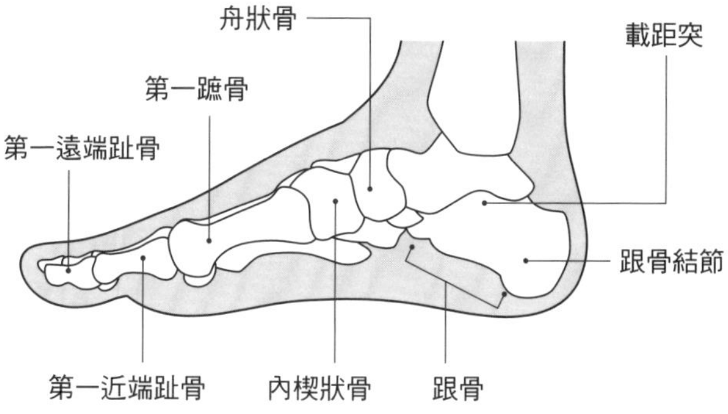
舟狀骨
載距突
第一蹠骨
第一遠端趾骨
跟骨結節
第一近端趾骨
內楔狀骨
跟骨

了解足底功能

足底具有四項重要功能。

1 與重力互相調和的穩定功能（平衡力）

2 承受體重和著地衝擊力的避震功能（緩衝性）

3 掌管運動功能（彈簧功能）。請想像走路和跑步時的體重移動、跳躍時的足底動作。

4 與足踝協同運作的功能。足踝運動進一步傳送至腿部肌肉、足跟、膝蓋、髖關節等關節，最後讓全身能夠隨心所欲地活動。

從這四個角度來看踮腳尖的功效，可以得知踮腳尖有助肌肉附著於足底的正確位置，並且調整平衡力。讓肌肉具有彈性以增加緩衝性和彈簧功能。最後，讓足踝關節變柔軟，以利全身動作順暢且靈活自如。

走路時的足底功能和體重移動

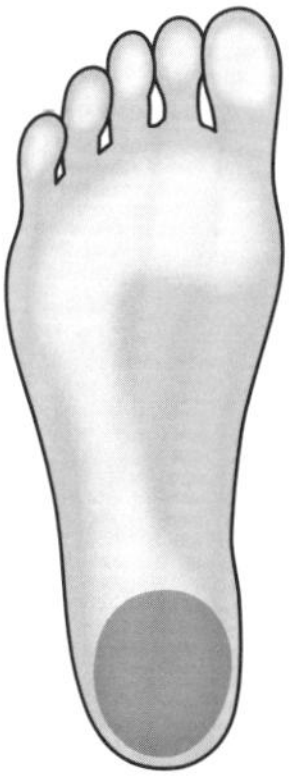

足跟輕輕著地

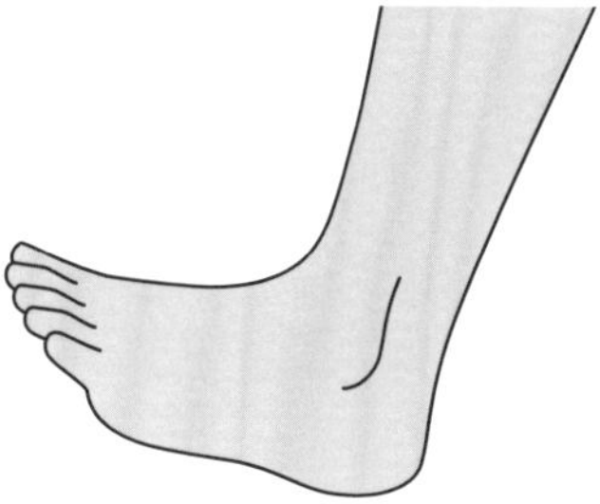

足底貼於地面。
以腳趾尖　足弓　足跟3點支撐

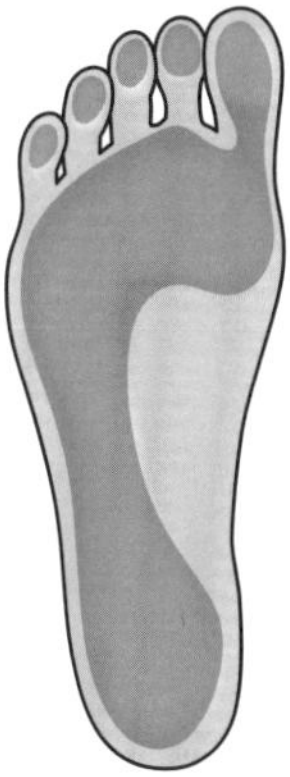

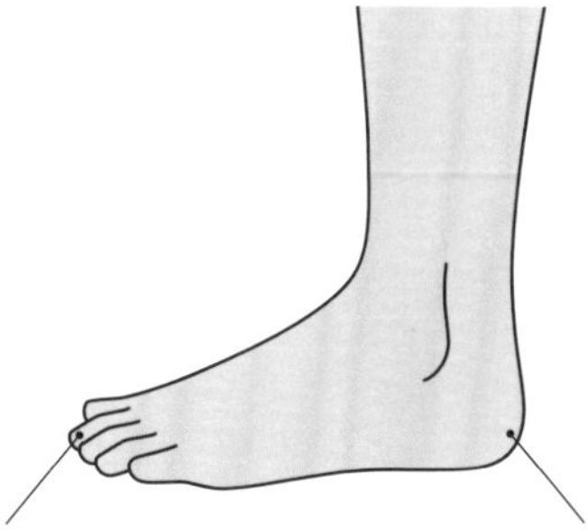

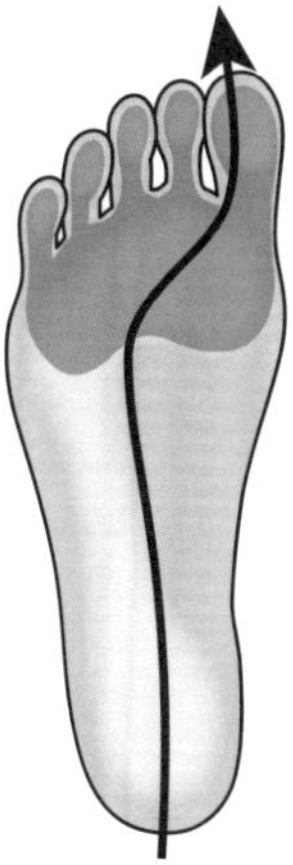

體重從足跟往大拇趾、食趾方向移動

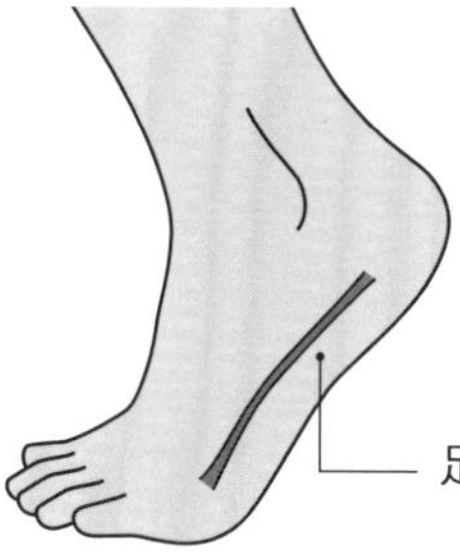

足底四大功能所不可或缺的「足底足弓構造」

足底足弓是指人類才有的位於足底的弓形構造。從足部骨骼的側面觀察（P81），也能清楚看出足底足弓的存在。足底覆蓋於足底筋膜和足底肌群之下，可以明顯看到三個足弓。最清楚可見的是從足跟延伸至大拇趾根部的「內側縱弓」。其次是從足跟延伸至小趾根部的「外側縱弓」。最後是從大拇趾根部延伸至小趾根部的「橫弓」。

內側縱弓塌陷消失，足弓弧度近乎零時，會變成整個足底幾乎貼於地面的扁平足。相反的，足背高高隆起，足弓幾乎碰不到地面的情況則稱為「高足弓（空凹足）」，這樣也是不好的。這兩種情況都會造成腳趾尖和足跟的負荷過大，導致足部容易疲勞。

而橫弓塌陷的情況下，足部容易變成向側邊外擴的擴散足。一旦演變成擴散

外側縱弓

走行於足部外側的足弓。外側縱弓塌陷，足跟容易傾倒至外側。

橫弓

從腳趾根部朝足部中心橫向走行的足弓。橫弓塌陷，足部容易變成向側邊外擴的擴散足。

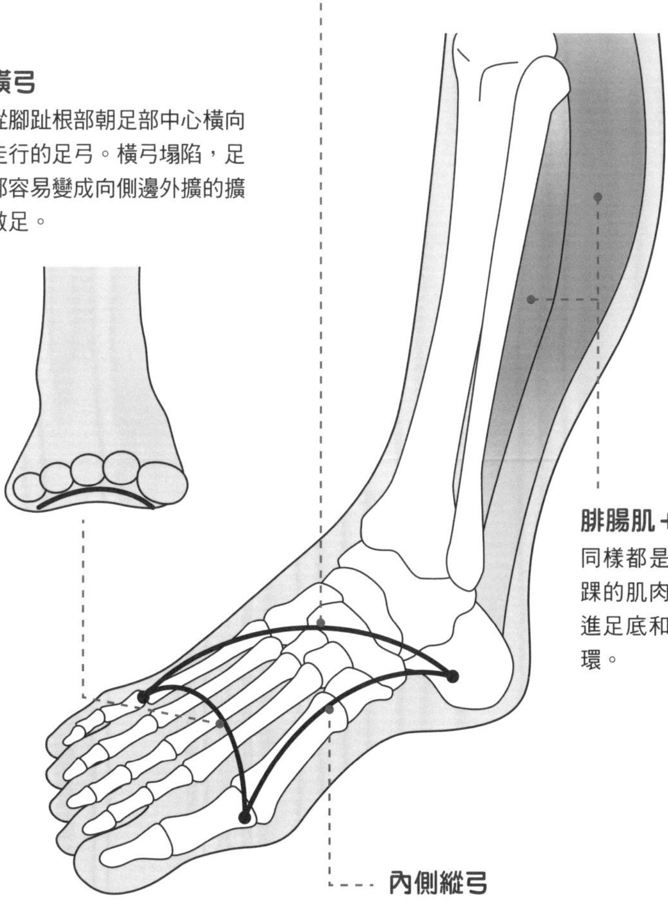

腓腸肌＋比目魚肌

同樣都是作用於拉提足踝的肌肉。也作用於促進足底和小腿的血液循環。

內側縱弓

內側縱弓是我們一般最常說的「足弓」，一旦塌陷就會變成扁平足。

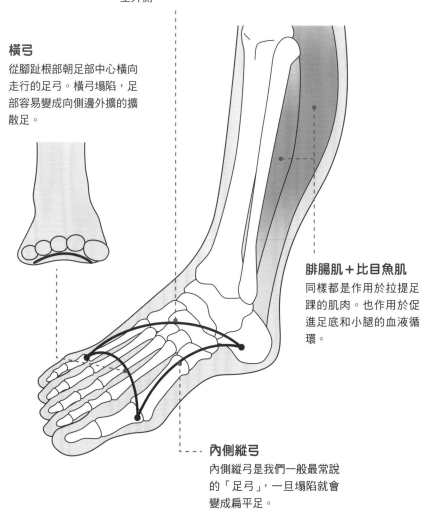

足，不僅腳趾尖難以使力，女性也比較難以找到合適尺碼的鞋子。

平衡力

我們站立時之所以不會跌倒或傾斜，全多虧三個足弓彼此之間的互助合作。然後再加上足跟和腳趾的完美輔助。然而足弓衰退使足底無法確實踩踏於地面的話，我們的身體容易因為突然停止或轉換方向而搖晃不已。

另一方面，足底具有極佳的皮膚感覺，善於感測來自地板或地面的壓力分布。大腦會進一步利用足底蒐集的資訊搭配視覺以隨時保持身體平衡。為了磨鍊足底的敏銳感覺，建議大家在室內盡量打赤腳，同時也有助於鍛鍊腳趾抓地能力。

總是穿拖鞋或涼鞋，有可能罹患腳趾趾腹經常翹起，無法貼於地面的「浮趾病」。足弓塌陷使重心偏向後方，身體平衡能力因此受到影響。

緩衝性和彈簧功能

足底足弓維持適當高度，不僅減輕負荷和衝擊，也能避免特定部位承受過大負擔。當足部具有出色的緩衝性，才能戰勝疼痛、傷害或疾病。

至於彈簧功能，主要是指足底筋膜的反射功能。走路時足跟提高，體重移動至腳趾尖，足底筋膜隨腳趾彎曲而捲起並同時拉高縱弓，縱弓恢復原狀的力量好比彈簧，會進一步產生將足部向前推送的推進力。有良好的彈簧功能，才能造就一雙敏捷、無須擔心高低落差造成絆倒，具有高度運動能力的雙腳。

與足踝攜手合作

走路時讓足弓確實發揮功能，足跟便能筆直地高高提起。這好比為足踝關節和阿基里斯腱按摩，有助活化小腿肚的腓腸肌和比目魚肌。

請大家善加利用「10秒鐘踮腳尖」正確構築足底足弓。

Column

需要他人照護的「運動障礙症候群」

若說到需要支援或需要照顧的原因，相信很多人腦中會浮現失智症、腦中風等疾病，但事實上排名第一的是「運動障礙症候群」，約占全体總數的二十四．八%（根據二〇一九年厚生勞働省的調查資料）。

活動身體的肌肉、骨骼、關節等合稱運動系統。使用運動系統的移動力（locomotion）下降，稱為「運動障礙症候群」（locomotive syndrome），簡稱LOCOMO。剛開始莫名感覺腰腿疲軟，無法走久走多，多數人往往歸咎於「上了年紀」。但下肢肌力衰退會帶給足底、足踝、膝關節和脊椎莫大負擔，進而成為強烈疼痛與疾病的溫床。再加上根據統計資料，人一旦超過六十五歲，平衡感容易變差，每三人之中就有一人每年會跌倒一次，增加股骨骨折等嚴重意外的風險。

換句話說，運動障礙症候群是導火線，一旦運動系統持續衰退，將可能迫使日常生活變得更加不自由。

近年來日本人的平均壽命（二〇一九年）延長了，男性為八十一．四一歲，女性為八十七．四五歲，而無須住院或照護的健康壽命（二〇一六年）則是男性七十二．一四歲，女性七十四．七九歲，兩者之間有頗大的差距。運動障礙症候群造成大家捨棄運動習慣，而這也是高血壓、高脂血症、內臟脂肪型肥胖等生活習慣病（慢性病）逐年增加的主要原因之一。這同時也與糖尿病、腦中風、心肌梗塞、癌症等有密不可分的關係。

足底健康是全身健康的關鍵，這種說法一點都不為過，還請大家務必勤加鍛鍊足底。

足踝健康，姿勢自然端正

多留意足踝不穩定的問題

足底足弓塌陷的人，站立、走路時會帶給足底和足踝極大的負擔。久而久之，可能演變成妨礙足踝正確發育的「踝關節不穩定症」。

踝關節不穩定症可以分成三種，第一種是走路時左右搖晃的「搖晃足踝」。這是造成跌倒、扭挫傷等的原因之一。如果頸部跟著搖晃而變得不穩定，可能進一步致使自律神經失調。

第二種是足踝硬邦邦的「卡卡足踝」。站立時足踝無法彎曲九十度以上，因此重心偏向後方，為了代償這種情況，頸部通常會向前突出，也就是會變成駝背姿勢。另外，由於體重落在足部小趾側，可能容易變成內八姿勢或O型腿，進而引起膝蓋疼痛或腰痛。

第三種是對側足踝變得異常柔軟的「軟綿綿足踝」。這種情況導致體重過度落在大拇趾，變成內踝向內側傾斜，腳趾尖朝向外側的旋前足（P56）。一旦進一步造成骨盆和脊椎歪斜，恐容易引起惱人的腰痛。

正確踮腳尖，再次確認正確的走路方式

每天持續進行踮腳尖運動，有助矯正足跟的正確位置。對提高足踝彈性、強化周圍肌肉也很有效。

疑似有踝關節不穩定症的人，請參照P56重新審視自己的走路方式。向前踏出足部時，足跟一著地，勿過度將體重施加於足跟上。盡量立刻將體重移動至大拇趾和食趾之間。只要足底足弓有舒服的反饋就OK了。正確的走路方式也是一種強化足踝的訓練。

提高血液循環，趕走致痛物質

疼痛的元兇是老舊廢物

足底疼痛時，血液中會囤積許多引起疼痛或發炎的老舊廢物。這些物質刺激足底末梢神經，進而將疼痛訊號傳送至大腦。疼痛雖然是不舒服的感覺，但感受不到疼痛，我們可能無法察覺肌肉損傷，進而導致傷害或疾病持續惡化。所以疼痛是值得令人感謝的警訊。

想要消除疼痛，必須改善血液循環，將老舊廢物排放出去。流動於足底的血液包含運送氧氣和養分至細胞的動脈血，以及回收代謝後的產物二氧化碳和老舊廢物的靜脈血。

增加肌肉量，運送至肌肉的血液量隨之增加

踮腳尖的效果還有增加流動至足底的動脈血。肌肉用力收縮，肌肉纖維容易受

到傷害，想要盡快進行修復並使其恢復原狀，就需要活躍的新陳代謝。隨著肌肉逐漸強壯，血液需求量增加，血液循環自然獲得改善。

根據研究顯示，在運動刺激下，血管內側壁會釋放一種讓血管擴張的物質NO（一氧化氮），並促使血液流動更加順暢。進行踮腳尖運動可以明顯感覺到足底每個角落慢慢溫暖起來。

不僅血管本身變強壯，也可以預期血管變年輕。相反地，若我們不經常鍛鍊足底，末梢的微小血管容易逐漸退化，據說在影像檢查中還會變成無法顯現的「幽靈血管」。

足底和小腿是第二顆心臟

另一方面，將靜脈血回送至心臟的是

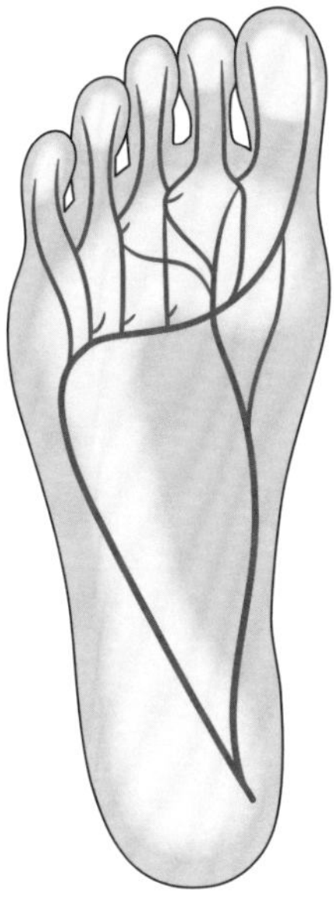

主要的足底動脈血管，然後再如網狀般分枝，由微血管將氧氣和養分運送至整個足底。

足底和小腿肌肉的工作。

微血管呈網狀，連接動脈與靜脈，負責氧氣與二氧化碳、養分與老舊廢物的交換工作，雖然只是將血液送回靜脈，但由於足底距離心臟最遠，受到重力很大的影響，因此容易蓄積在下方。

通常下午時段，大家容易因為足部漸漸浮腫而覺得鞋子愈來愈緊，足踝部位也會留下明顯的襪子痕跡，即便在室內，也會逐漸有足部冰涼的問題。

這時候進行踮腳尖運動，有助足底肌肉收縮將血液推送至小腿，再進一步發揮幫浦作用將血液送至上半身。由於推送血液的運作好比心臟，所以被稱為「第二顆心臟」。

當感覺疼痛或浮腫時，無論在公司或家裡，建議大家立即進行「10秒鐘踮腳尖」，幫足底按下重整鍵。

Column

足底出現疼痛症狀的內科疾病

痛風　血液中的老舊廢物之一「尿酸」超過一定含量時，稱為高尿酸血症，一旦尿酸濃度太高，過量的尿酸鈉鹽結晶沉積在關節，就可能引起關節紅腫劇痛的痛風。痛風最常出現在腳趾的大拇趾關節、足踝、足背、膝蓋等部位，但也有一小部分的尿酸結石會阻塞在尿道而引起腎臟發炎。形成尿酸的物質稱為普林。

類風濕性關節炎　類風濕性關節炎是一種免疫細胞出了差錯，不小心攻擊包覆關節的「滑膜」，進而造成關節疼痛或變形的疾病。雖然名為關節炎，但其實是全身性的「自體免疫疾病」，發病部位不只足部，連膝蓋、手指、手腕、手肘、肩膀都可能遭殃。幸好名為「生物製劑」的特效藥崛起，只要及早治療，便能有效抑制發炎，減緩疼痛。

出現疼痛症狀的人，請從預設準備期開始做起

疼痛強烈時，安靜休養並冰敷三天

出現嚴重刺痛、患部發熱、腫脹等症狀，就是足底發炎的最好證明。這時進行踮腳尖運動還太早，首要之務是確實冰敷，減緩發炎。

請勿直接將保冷劑或冰枕置於患部上，建議裝入二層塑膠袋後使用，或者購買市售的冰敷袋。冰敷袋裡裝入適量冰塊、水和鹽巴，並且排光內部空氣後蓋緊使用。精準地置於疼痛部位，冰敷二十～三十分鐘。若是急性疼痛，建議一天冰敷三次，並且盡量安靜休養。發炎現象應該三～四天左右會減緩。

另一方面，針對刺痛、抽痛的神經痛，冰敷效果可能不如預期。建議輕輕放鬆周圍肌肉，以高於體溫約40度C左右的溫熱水浸泡後貼上濕貼布。

為期一週的按摩、貼紮和使用足底軟墊

發炎情況減緩後，可以開始針對足底或小腿疼痛部位進行按摩（P19）。確實改善血液循環，便能加速排出疼痛的元兇——堆積於體內的老舊廢物。

除此之外，輕撫皮膚的「觸壓覺」比感覺疼痛的「痛覺」更能經由粗神經傳送至大腦。因此輕撫的舒服感能夠覆蓋痛感而幫助減緩疼痛。好比小孩向媽媽哭訴疼痛，媽媽嘴裡念著「痛痛，痛痛，飛走了～」並輕輕撫摸疼痛部位，原來確實是有依據的。

外出時在足踝和腳趾部位使用貼紮或足部輔具加以保護（P110）。並且在鞋子裡擺放抗震緩衝力高的功能性鞋墊，當然也可以自行加工製作（P111）。除此之外，建議大家還是要諮詢整體院或技術高超的鞋醫師尋求

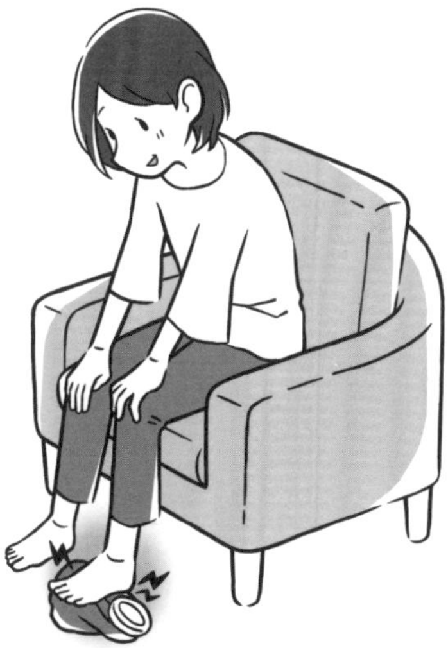

協助。

第二週開始調整足部關節狀態

足部有許多乍看之下完全摸不著頭緒的關節。請試著拉伸、旋轉、彎曲以擴大可動範圍（P20～23）。這時候最適合進行適度放鬆足底肌群、踮腳尖暖身操，並且同時搭配按摩和貼紮，大約持續一個星期左右。待疼痛幾乎緩解後，再正式進入正常版的踮腳尖運動。還是覺得不放心的人，可以再延遲一星期後再開始進行正常版的踮腳尖運動。

另外也建議大家可以在進行踮腳尖運動之前，先操作這些調整足部狀態的暖身操。

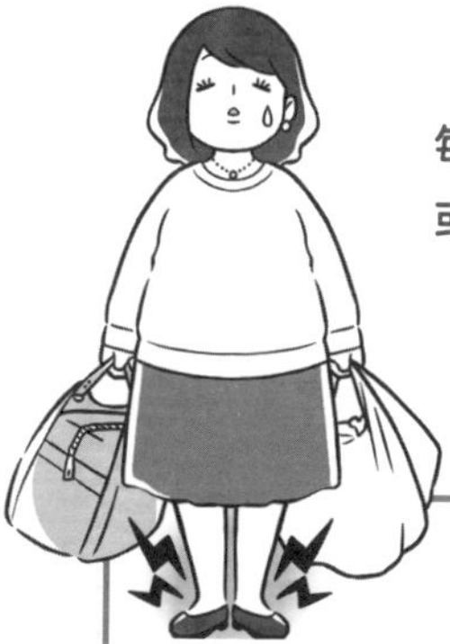

每天無意識地一再重複，但可能會是日後引起足底疼痛或疾病的導火線。符合三項以上者，請務必多加留意！

造成足底肌肉負擔的生活習慣

- □ 跟二十歲時相比，體重增加十公斤以上。
- □ 經常提著重物或背著重物走路。
- □ 多半站著工作。
- □ 飲食中沒有足夠的蛋白質和鈣質。
- □ 沒有運動習慣。
- □ 多半坐在辦公桌前工作。
- □ 老是穿著不合腳的鞋子。
- □ 不良駝背姿勢。
- □ 習慣拖著腳走路。
- □ 過度減肥導致肌肉退化。

更多「10秒鐘踮腳尖」的功效

除了足底外，還有預防、改善各種疾病的功效

膝蓋疼痛，無法彎曲的退化性膝關節炎

主要原因是膝蓋軟骨的磨損

造成膝蓋疼痛的主要原因是關節內負責緩衝功用的膝軟骨逐漸磨損所致。軟骨磨損導致股骨和脛骨直接互相碰撞，進而引起發炎疼痛。正式病名為「退化性膝關節炎」。

運動治療最有效

以足底為首的下半身肌力衰退，造成姿勢和走路方式不良，進而使膝蓋承受的負擔變大，加速膝軟骨磨損。由於軟骨再生能力不佳，也無法透過藥物使其復原，所以能夠預防、改善、防止疼痛再復發且提高肌力以保護膝蓋的「運動治療」才是最有效且最重要的方法。讓我們透過「10秒鐘踮腳尖」運動好好伸展膝蓋，鍛鍊膝蓋上方的肌肉。

其他治療方法

在骨科接受治療時，通常會採用具有消炎止痛功效的貼布、內服藥物，或者直接在膝蓋注射玻尿酸等方法。而針對膝蓋嚴重變形並造成日常生活極度不便的人，則可考慮進行置換人工關節的外科手術「人工關節置換術」。

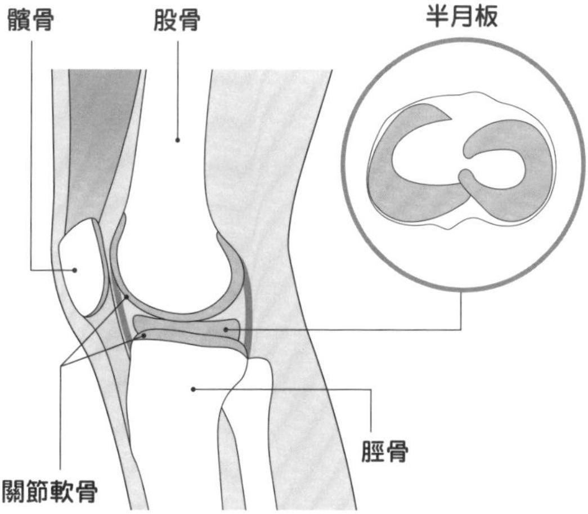

強化腹肌和背肌，改善腰痛症狀

不穩定的脊椎構造是造成腰痛的原因

脊柱由大約三十塊脊椎骨像積木般堆疊而成，脊椎骨和脊椎骨中間夾有具緩衝作用的軟骨組織——椎間盤。脊柱整體呈S字形彎曲，尤其腰部（腰椎）承受巨大負荷，構造更顯精密。隨著年齡增長，脊椎骨和椎間盤容易移位或變形，一旦刺激到周圍神經就容易引起腰痛。

強化並改善肌肉

想要確實支撐脊柱，首要之務是強化腹肌和背肌。踮腳尖運動有助於從足部往上蓄積力量，進一步協助改善腰痛。

另外，我們俗稱的「閃到腰」，則是背部肌肉和韌帶產生暫時性的扭挫傷。要避免發生這種情況，就要多加透過運動習慣以提升肌肉的彈性和柔軟度。

Column

腰椎管狹窄症

脊柱中心有個像是隧道般的管狀空間，名為椎管，內有連接延腦與末梢神經的「脊髓」通過。年齡增長或姿勢不良容易導致脊椎移位或椎間盤、韌帶變形，進一步造成椎管變狹窄而壓迫脊髓。

主要症狀是疼痛，必須走走停停，稍微休息片刻才能繼續走下去。除了運動治療、使用護腰等輔具治療外，還可以視情況進行切除多餘骨骼或韌帶的外科手術。

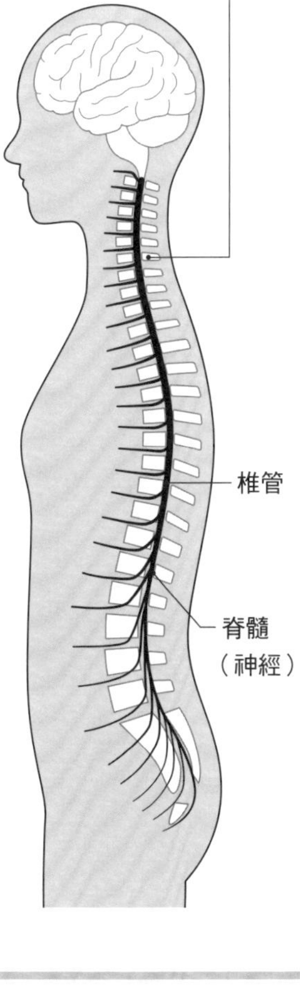

困擾現代人的肩部僵硬與頸椎過直問題

日常生活中的各式各樣誘因

頸椎過直是指頸椎失去原有的曲線弧度，變得過於筆直的情況。長時間使用電腦或手機造成頸部向前突出的人屬於高風險群。頭部重量直接施加於頸部和雙肩，造成僵硬、疼痛或頭痛等症狀。長時間坐辦公桌前的人也容易因為活動手臂的機會較少，導致血液循環變差而肌肉緊繃、肩膀僵硬。身體使用方式左右不均衡也不行。將包包掛於肩上、盤腿、咀嚼食物時，務必多留意左右側交換。

端正姿勢是基本工作

維持脊柱的自然S形弧度是一件重要工程。除了踮腳尖運動，放鬆全身僵硬和歪斜的體操（P42～）也有助於矯正脊柱和肩胛骨。

腳部靜脈中形成斑塊的下肢靜脈瘤

因靜脈瓣膜損壞而引起

足底和小腿肌肉具有將靜脈血液回送至心臟的幫浦作用。肌力衰退造成腳部血液流動不順暢，也是腳部浮腫和疲勞的原因之一。靜脈承受過大負荷，造成防止血液逆流的瓣膜損壞的案例也不算少數。一旦血管像蚯蚓一樣爬上腿，就會引發靜脈裡形成好幾個斑塊的「下肢靜脈瘤」。從外觀上即可清楚看出皮膚凹凸不平。

由於斑塊無法自行痊癒，只能盡量透過運動習慣預防。而針對情況較嚴重的血管，則可前往醫療院所接受雷射顯微手術或使用硬化劑等方式治療。

瓣膜損壞，導致血液滯留，進而於血管內形成斑塊

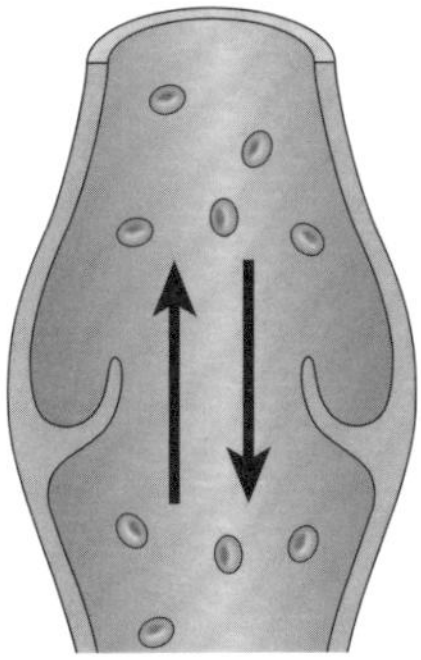

瓣膜防止血液逆流

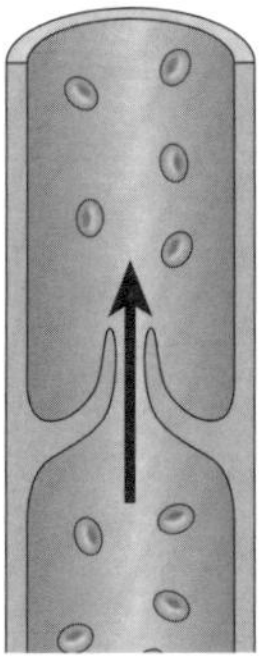

進入更年期的女性特別留意骨質疏鬆症

骨骼變脆弱，容易骨折的疾病

我們的骨骼透過分解、吸收老化骨的「蝕骨細胞」和製造新骨質，經骨礦質化作用變成新骨的「造骨細胞」這二種細胞均衡運作，每天進行汰舊換新的工作。而骨質疏鬆症是一種蝕骨細胞占優勢，導致骨質密度低下，骨骼呈現中空疏鬆現象的疾病。只要一個輕微碰撞或跌倒，就可能造成骨折，而為了治療，往往需要長時間休養，對高齡者來說，這很可能會因為肌力逐漸衰退而成為需要他人照護的導火線。

運動最有助於預防、改善

活化造骨細胞最有效的方法是運動帶給骨骼的適當負荷。「踮腳尖」運動可以刺激全身骨骼，堪稱是特效藥。女性荷爾蒙具有抑制蝕骨細胞的作用，尤其進入女性荷爾蒙分泌量減少的更年期女性，更需要積極進行「踮腳尖」運動。

在飲食方面，最重要的是多加攝取鈣質和蛋白質。以建築物作為比喻，蛋白質成分的膠原蛋白好比鋼筋，而鈣質則好比混凝土，負責鞏固鋼筋。

各式各樣的治療藥物

邁入五十歲後，建議定期至骨科測量骨質密度。

治療骨質疏鬆症的藥物種類非常多，請依據體質和醫師指示服用。

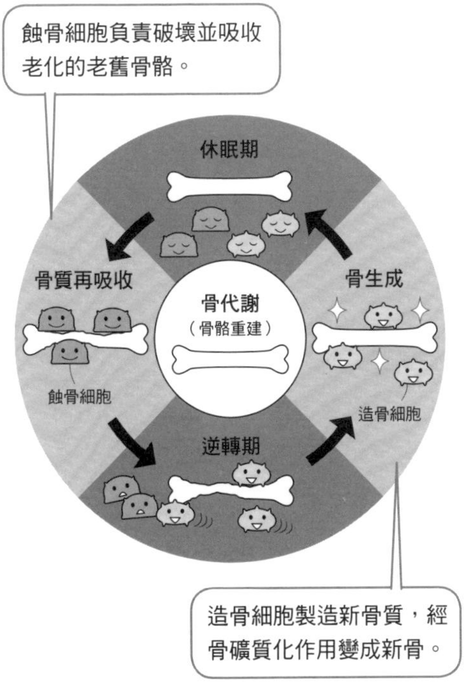

蝕骨細胞負責破壞並吸收老化的老舊骨骼。
休眠期
骨質再吸收
骨生成
骨代謝
（骨骼重建）
蝕骨細胞
造骨細胞
逆轉期
造骨細胞製造新骨質，經骨礦質化作用變成新骨。

用心選擇鞋子
以維持足底活力

足部的感覺非常敏銳，選擇鞋子時，務必讓鞋子和足部合為一體。只要稍有不合適，就無法以正確方式走路，久而久之容易成為誘發足底疼痛的原因。如果在時尚場合需要穿上高跟鞋，請盡量縮短時間，不要穿太久。平時勤加鍛鍊足底和足踝，降低受傷機會。

不要穿太重的鞋子。

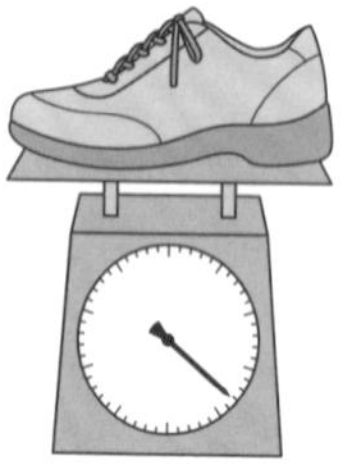

尺寸要合腳
（寬度、足長）

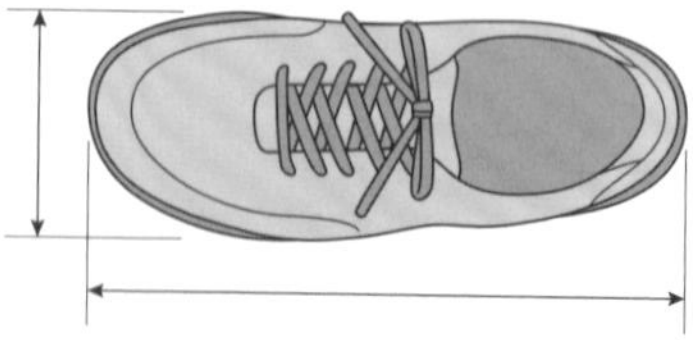

能夠確實保護足背部分。

趾尖部分的素材要
盡量柔軟些。

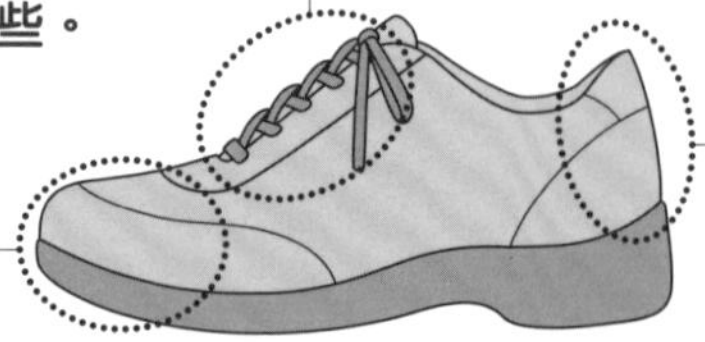

足後跟不要預留太大
空間，要確實支撐足
後跟以保持穩定。

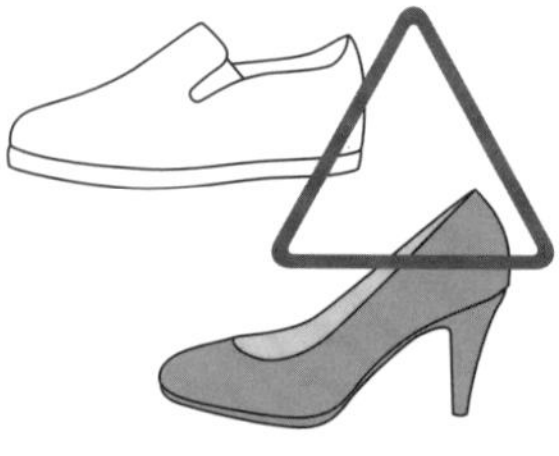

綁鞋帶的鞋子最理想。
盡量縮短穿懶人鞋或高
跟鞋的時間。

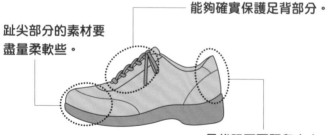

改善足底足弓疼痛的「護踝繃帶」

足踝不穩定容易帶給踝關節和阿基里斯腱過大的負荷，進而產生疼痛。建議使用市售的「護踝繃帶」保護足踝，同時有助於預防跌倒或扭挫傷。

準備工具

・護踝繃帶1捲（約10m）　・襯底膠膜　・伸縮性黏性貼布（寬5㎝）

❶製作繃帶貼布

①將繃帶剪成3.3m左右的長度。
②將寬度分成3等分，並畫上切割線。
③用手沿著切割線將繃帶撕開，製作9片繃帶貼布。

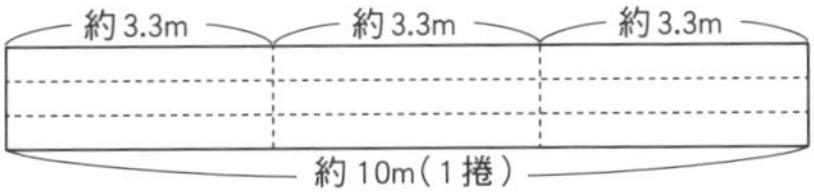

❷用繃帶貼布包住整個足部

（1片約3.3m）

①將足踝彎曲成90度，用繃帶纏繞足跟3圈。

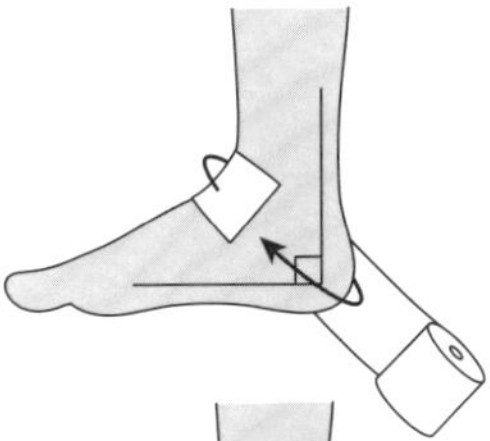

②繼續從足跟往足背方向纏繞3圈。

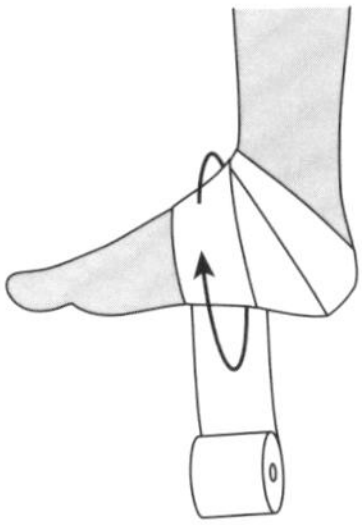

③最後再往足踝方向纏繞5圈，然後剪斷剩餘繃帶。

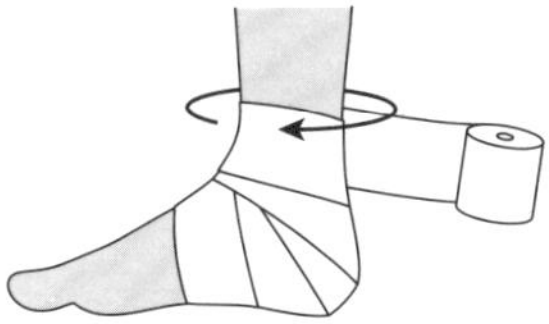

❸固定繃帶貼布

①使用襯底膠膜從繃帶上方如同遮蓋住繃帶般纏繞。

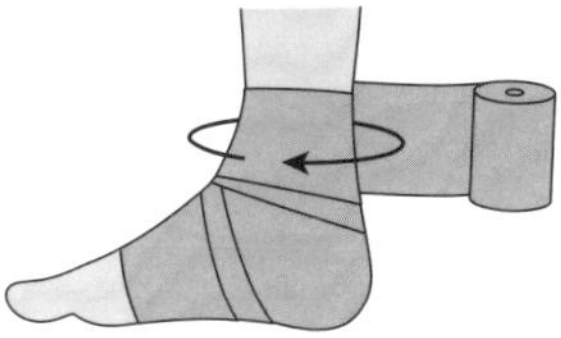

②①如同纏繞繃帶的方式，使用黏性貼布從 的上方依足跟→足背→足踝的順序纏繞並固定。

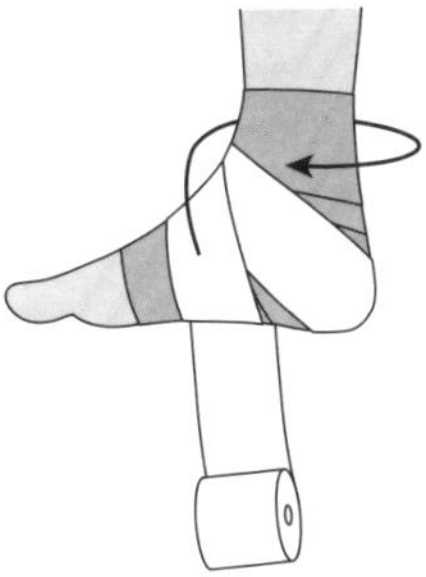

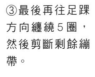

使用軟墊
緩和莫頓神經瘤的疼痛

莫頓神經瘤的疼痛是因為第3趾和第4趾的神經會合，變粗的神經受到壓迫而引起疼痛。
如下圖所示，使用止滑墊自製軟墊並貼於足底，保護變敏感的神經。

準備工具

- 防震止滑墊。厚約2㎜（可前往大型賣場選購。盡可能挑選材質柔軟的軟墊）
- 伸縮性黏性貼布

❶將防震止滑墊裁剪成3㎝ × 6㎝大小。將伸縮性黏性貼布裁剪成5㎝ × 15㎝大小。

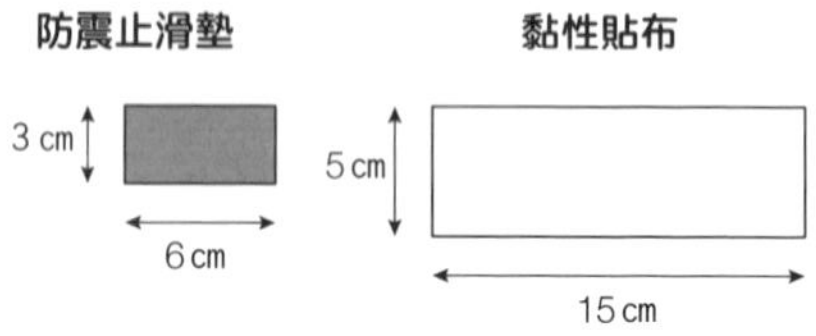

❷將裁剪好的軟墊貼於黏性貼布中央。

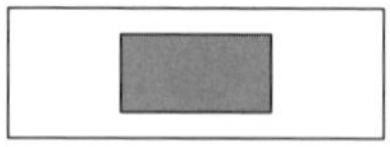

❸將❷的軟墊那一側貼於足底患部。

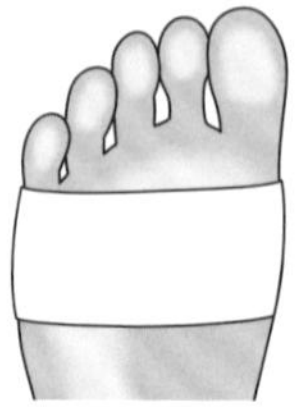

❹多餘的黏性貼布貼往足背部位以固定軟墊。

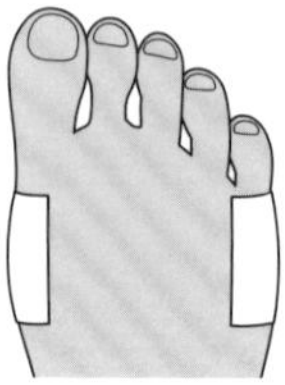

針對足跟疼痛的
手作重點位置軟墊

罹患足底筋膜炎時，最疼痛的部位是足跟。推薦大家自製「重點位置軟墊」貼於足底。將一塊薄軟墊和一塊挖了洞的厚軟墊（搭配疼痛部位挖洞）黏貼在一起，然後再貼於疼痛部位，藉此排除走路時受到的衝擊。

準備工具

- 防震止滑墊。1塊厚約2㎜和1塊厚約5㎜，共2塊（可前往大型賣場選購。盡可能挑選材質柔軟的軟墊）
- 伸縮性黏性貼布

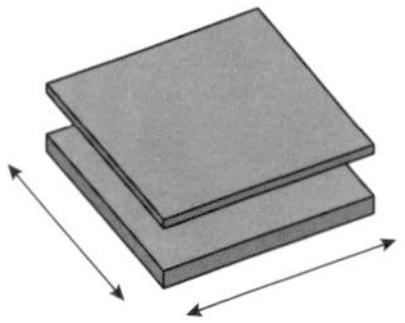

❶將2塊防震止滑墊各自裁剪成5～6㎝的正方形。

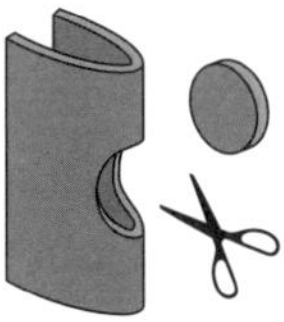

❷將厚約5㎜的止滑墊折成一半，搭配患部大小在中央部位剪出一個圓洞。

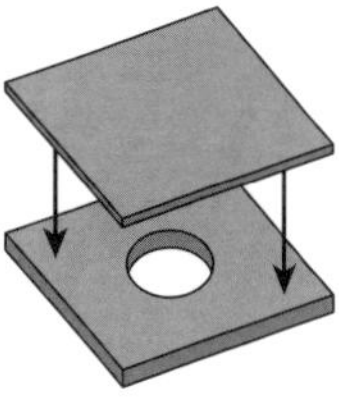

❸將厚約2㎜的止滑墊貼於❷上面。

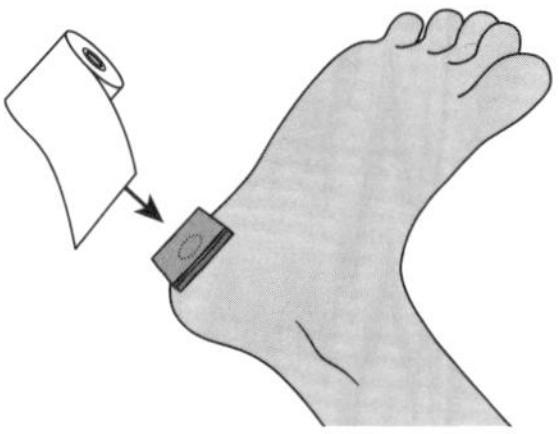

❹將重疊的2塊止滑墊貼於足跟，圓洞對準患部，然後使用黏性貼布精準地固定於足跟上。在室內徒腳走路或穿鞋走路時都可以使用。

【作者簡介】

冨澤敏夫

埼玉中央足部保養整體院院長。1969年出生。曾任柔道整復師（取得國家資格認證），學習過笠原式足部保養理論、靈氣療法、心理諮商。擔任整體整復師長達25年，其中18年來專心致力於處理足部問題。擅長改善求助無門、無計可施的惱人症狀，因此吸引不少人遠從全國各地前來治療院所尋求治療。以解決足部疼痛的專家之姿，為深受足部疼痛之苦的人剖析疼痛原因，並透過各種解決方法讓上門求診的人重新找回足部、身體、心靈的健康。著有《《不安定足首》と《ペンギン歩き》を治せばしつこい「足の痛み」は消える！》（現代書林）等作品。

http://www.ashiura-saitama.com/

踮踮腳尖！
10秒消除足底痛

出　　版／楓葉社文化事業有限公司
地　　址／新北市板橋區信義路163巷3號10樓
郵政劃撥／19907596 楓書坊文化出版社
網　　址／www.maplebook.com.tw
電　　話／02-2957-6096
傳　　真／02-2957-6435
作　　者／冨澤敏夫
翻　　譯／龔亭芬
責任編輯／王綺
內文排版／謝政龍
校　　對／邱怡嘉
港澳經銷／泛華發行代理有限公司
定　　價／320元
初版日期／2021年12月

國家圖書館出版品預行編目資料

踮踮腳尖！10秒消除足底痛 / 冨澤敏夫作 ; 龔亭芬翻譯. -- 初版. -- 新北市：楓葉社文化事業有限公司, 2021.12　面；　公分

ISBN 978-986-370-342-6（平裝）

1. 腳 2. 健康法

416.619　　110016865